ミルタザピンのすべて

Noradrenergic and Specific Serotonergic Antidepressant : NaSSA

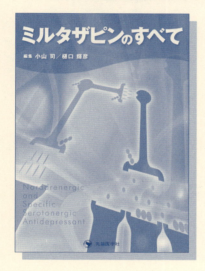

■編集　小山　司／樋口　輝彦

B5判／並製本／204頁
定価（本体5,000円＋税）
ISBN：978-4-88407-783-9

主要目次

Part1　わが国におけるうつ病の現状と抗うつ薬の役割
1. 抗うつ薬のうつ病治療で果たす役割―わが国におけるうつ病薬物治療の課題― ／2. ひとはなぜ"うつ病"を罹患するのか―脳のメカニズムから考える― ／3. ミルタザピン開発の経緯

Part2　うつ病の病態生理とミルタザピンの臨床薬理
1. うつ病における5HT受容体機能とアドレナリン$α_1$受容体の役割 ／2. ミルタザピンの薬理学的プロファイルと作用機序 ／3. ミルタザピンの薬物動態と代謝からみた効果発現―SSRI, SNRIとの相違―

Part3　ミルタザピンによるうつ病の治療ストラテジー
1. 抗うつ薬の分類から考えるミルタザピンの位置づけ ／2. うつ病治療におけるミルタザピンの選択基準―EBMの観点から― ／3. うつ病におけるミルタザピンの臨床評価と治療の実際　ほか

Part4　ミルタザピンによる不安障害へのアプローチ
1. 不安障害（SAD, OCD, GAD）におけるミルタザピンの臨床応用 ／2. 外傷後ストレス障害とミルタザピン ／3. パニック障害とミルタザピン　ほか

Part5　ミルタザピンによる個別的治療の実際
1. 希死念慮・自殺企図がうかがえるうつ病患者へのミルタザピン処方 ／2. 児童・思春期のうつ病治療とミルタザピンの適応 ／3. 高齢者・身体合併症を有するうつ病患者に対するミルタザピンの使い方　ほか

Part6　ミルタザピンの安全性からみた臨床応用
1. ミルタザピンの安全性と副作用およびその対策 ／2. ミルタザピンの薬物相互作用 ／3. 抗うつ薬の服薬アドヒアランスとミルタザピンの役割

Part7　うつ病治療の今後とミルタザピンの役割
1. ミルタザピンの認知機能に対する効果 ／2. ミルタザピンのバイオマーカーに対する影響 ／3. ミルタザピンによる増強・併用療法　ほか

ノルアドレナリン作動性・特異的セロトニン作動性抗うつ薬（noradrenergic and specific serotonergic antidepressant：NaSSA）は，SSRI，SNRIと一味異なる抗うつ薬として2009年にわが国でも承認された．従来の抗うつ薬と異なる薬理学的特徴，作用機序をもつことから，他の抗うつ薬にはない特徴を有し，精神・神経科を中心とした多くの臨床家の強い関心が寄せられている薬剤である．
本書は，NaSSAであるミルタザピン市販後に蓄積された膨大な知見を体系的に整理し，各病態に即して要点を丁寧に概説．臨床薬理からEBM，さらには治療戦略まで網羅したミルタザピンの使い方の実践書である．本薬剤の適正かつ有効な使用のために，うつ病治療に携わる医療者必携の一冊．

株式会社　先端医学社

〒103-0007　東京都中央区日本橋浜町2-17-8　浜町平和ビル
TEL 03-3667-5656（代）／FAX 03-3667-5657
http://www.sentan.com

JAPANESE JOURNAL OF MOLECULAR PSYCHIATRY

分子精神医学

特集 ◆ 依存の生物学

特集に寄せて	井手聡一郎	1
	池田 和隆	
依存症の脳画像解析：ギャンブル依存を中心に	髙橋 英彦	2
アルコール依存とヒトゲノム解析	松下 幸生	8
依存の神経・分子メカニズム解析のための動物モデル	井手聡一郎ほか	15
薬物依存において発現変化する分子とそのシグナル経路	宮本 嘉明ほか	22
ドパミン神経伝達に関連する細胞内シグナル	永井 拓ほか	29
依存症における一細胞レベルでの変化	芝﨑 真裕ほか	36

連載 第21回 ◆ 注目の研究者

J. Tiago Gonçalves	戸田 智久	42

連載 第61回 ◆ 精神科領域の用語解説

DREADD-CNO system	阿部 欣史ほか	46
超音波発声	野元 謙作ほか	48

連載 第40回 ◆ 注目の遺伝子

RTN4R	木村 大樹ほか	50

特集へのご意見大募集！

「分子精神医学」編集部では読者の方々から広くご意見を募ります．
"こんな特集を組んでほしい"，"ぜひこの研究を取り上げてほしい" など皆様のご意見をお待ちしております．
ご意見を頂きました中から，採用されました方には当社よりご連絡致します．
「分子精神医学」はこれからも分子生物学時代における精神医学の進歩を捉え斬新な誌面と内容をお届けできるようチャレンジしていきます．

TEL：03-3667-5656
FAX：03-3667-5657

e-mail：seishin@sentan.com　　　　問い合わせ先「分子精神医学」編集部宛

CONTENTS

Vol.18 No.1
2018

■ 私の研究紹介
細胞から患者まで――一つのグリア細胞からうつ病の治療薬を見つける―　　竹林　実　54

弊社の出版物の情報はホームページでご覧いただけます．
また，バックナンバーのご注文やご意見・ご要望なども受け付けております．
http://www.sentan.com

表紙
京都大学大学院医学研究科脳病態生理学講座（精神医学）
髙橋英彦先生よりご供与
GD患者における脳活動の機能的結合の低下

KEY WORD 第4版
精神

編集 | 樋口　輝彦
　　　 神庭　重信
　　　 染矢　俊幸
　　　 宮岡　　等

最先端の情報をキャッチする KEY WORD シリーズ．
急速な進展をみせる医学各分野における最新の動向を理解するために必要と思われるキーワードを精選し，見開き2頁にわたり平易に解説．
見出しにキーワードを日本語・英語で掲載，および略語も併記．
同義語・関連語欄を適宜設定．
医師，研究者のみならず広く医療に携わる方々の，より正確な知識の把握と整理に役立つ必携の書．

● 臨床編

Activation syndrome／うつ病と心血管系疾患／ACT（包括型地域生活支援プログラム）／SSRIと自殺／LSAS／概日リズム睡眠障害／CADASIL／CATIE study／CRHアンタゴニスト／指定薬物／若年性認知症／精神科DPC（診断群分類包括評価）／対人関係療法／パニック障害重症度評価尺度／反復経頭蓋磁気刺激法（rTMS）／慢性疲労症候群／もの忘れ外来／労災と精神障害…など52項目

● 基礎編

ERストレス／XBP1／NF-κB／エピジェネティック／エンドフェノタイプ／オピオイド受容体／オリゴデンドロサイト関連遺伝子／オレキシン／カルシニューリン／カンナビノイド受容体／キヌレニン酸仮説／グリアー神経回路網／グレリン・ニューロメジンU／ゲノムインプリンティング／行動遺伝学／新規小胞体ストレスセンサー（OASIS）／神経幹細胞／神経幹細胞機能異常仮説…など41項目

● B5判　240頁
● 定　価（本体4,500円＋税）
ISBN978-4-88407-392-3

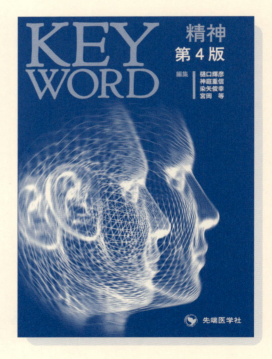

株式会社 先端医学社

〒103-0007 東京都中央区日本橋浜町2-17-8 浜町平和ビル
TEL 03-3667-5656（代）／FAX 03-3667-5657
http://www.sentan.com

特集：依存の生物学

特集に寄せて

井手聡一郎　　池田和隆
東京都医学総合研究所依存性薬物プロジェクト

　依存症は社会的にも医学的に深刻な問題であり，その解決は喫緊の課題である．また，物質への依存だけではなく，ギャンブルやインターネット使用の問題など，行為に依存する問題も多様化，深刻化しており，そのメカニズムの解明や治療法の開発が待たれている．2014 年にはアルコール健康障害対策基本法，2016 年には統合型リゾート（IR）整備推進法（カジノ法）が施行され，依存症の研究の推進と治療の向上はわが国の重要課題となっている．一方，脳画像解析，ヒトゲノム解析，遺伝子改変，生化学的解析，一細胞解析などの技術は急速に進歩しており，依存症においてもそれらの技術を駆使した研究が行われ，多くの新知見が得られている．本特集では，これらの先端的技術を用いた関係領域の最近の知見を専門家に解説していただいた．髙橋先生には，脳画像研究により明らかになってきた物質依存と行為依存，特にギャンブル依存との共通点を概説していただくとともに，ギャンブル依存に関する最新の脳画像研究成果を紹介していただいた．松下先生には，アルコール代謝酵素の遺伝子多型を中心に，アルコール依存に関連する遺伝子多型研究について紹介していただいた．われわれのグループは，薬物依存研究における従来の手法および神経回路特異的な手法に関する最近の知見を，*in vivo* 研究を中心に概略した．新田先生らのグループには，依存性薬物により脳内で発現変化する共通分子に関して，特に薬物依存関連分子 transmembrane protein 168 に着目した依存形成にかかわる脳内シグナル経路の研究成果を紹介していただいた．山田先生らのグループには，依存性薬物の報酬効果を担うドパミンの下流で機能している細胞内シグナル分子について概略していただいた．成田先生らのグループには，細胞集団の不均一性の概念と一細胞解析技術を紹介していただくとともに，それらを用いた依存症研究の新たな方向性を議論していただいた．本特集をきっかけに多くの若手研究者が依存症に関して興味をもち，依存症の病態メカニズム解明と今後の生物学的な治療法・予防法の開発につながる研究を進めてくれることを期待したい．

特集 依存の生物学

依存症の脳画像解析： ギャンブル依存を中心に

髙橋英彦*

KEY WORDS

・ギャンブル依存
・物質依存
・MRI
・意思決定

SUMMARY

かつて，病的賭博ともよばれたギャンブル依存症は，DSM-5 ではギャンブル障害（GD）として行動依存として分類された．その背景には，物質依存と行為依存は臨床症状が似通っていることや脳画像研究を中心にした神経科学研究でも共通点が多いことがわかってきたことがある．本稿の前半では，脳画像研究における物質依存と GD との共通点を概説する．後半は，筆者らの意思決定のパターンによる GD のサブタイプの同定やそれに基づいた脳画像研究などを紹介する．物質依存の画像研究は対象物質の神経毒性による脳への影響を除外しきれないが，基本的に行為依存の研究ではそのような影響は除外できるため依存という病態の理解を深めることが期待される．

はじめに

一般にギャンブル依存とよばれる状態は，DSM-Ⅳまで，病的賭博とよばれ，窃盗癖，放火癖，抜毛症などとともに衝動制御障害に分類されていた．しかし，耐性，渇望，離脱といった臨床症状に加え，神経科学，なかでも脳画像研究の知見でも，病的賭博と物質依存は共通点が多いことがわかってきたため，2013 年に改訂されたDSM-5 では，ギャンブル障害（gambling disorder：GD）として行動嗜癖（依存）として唯一，嗜癖（依存）の項目に分類されるに至った．次の項では主として functional MRI（fMRI）によって示されてきた物質依存とギャンブル依存で共通に認められる所見について示すこととする．なお，インターネット依存ともよばれる状態のひとつであるインターネットゲーム障害も最終的には

DSM-5 に採用されなかったが，草案の段階で，今後研究が進められるべき精神疾患の一つとして新たに提案された．さらに，ICD-11 の草案でも，ギャンブル障害とならび（インターネット）ゲーム障害が取り上げられている．今後，神経科学などの研究が進められると，新たな行為依存として認められる可能性は高い．インターネット依存の脳画像研究も東アジア諸国を中心に報告はされているが，まだ，国際的に統一された診断基準が存在しないこともあり，コンセンサスを得られた見解については，今後の研究で示されていくことになっていくものと思われる[1]．なお，本稿においては依存，嗜癖，使用障害という用語が混在している．本来は正確かつ一貫性のある用語を使用するべきと認識しているが，本特集の企画の段階から，過去の診断基準に基づいた研究や臨床精神医学だけでなく神経科学の研究にも言及し，それぞれ

TAKAHASHI Hidehiko/＊京都大学大学院医学研究科脳病態生理学講座（精神医学）

のコンテキストで一般的な用語を使用していたために用語に一貫性がないことはご容赦いただきたい.

1. 脳画像（fMRI）研究によるギャンブル障害と物質依存との共通点

ここでは GD の fMRI を中心とした脳画像研究の成果をまとめた van Holst らの総説[2]をもとに, その後の研究や筆者らの結果と合わせて, 物質依存と共通する知見を紹介する. 研究テーマを衝動性, 報酬と罰への感受性, 手掛かり刺激への反応（渇望）, 報酬予測の4項目に分類し概説する.

1) 衝動性

衝動性に関しては抑制の障害, 特に前頭前野の機能異常という観点からの研究が多い. GD 患者においても, Stroop 課題や Go/No-go 課題とよばれる反応抑制課題を遂行中の脳活動において健常者とくらべて前頭前野の活動低下が報告されている[2].

2) 報酬と罰への感受性

報酬への感受性については, GD 患者は健常者とくらべて金銭報酬獲得時に線条体や前頭前野の賦活の減弱が報告されている. また, 反対に金銭損失時には線条体の活動低下が健常者では認められるが, GD 患者ではその活動低下の程度も弱いことも示され, 罰への感受性も鈍くなっている[1]. 物質依存の仮説のひとつに報酬欠乏仮説がある. 依存患者では脳内報酬系の反応が低下しており, 通常レベルの報酬では十分に報酬系が賦活されず, その結果, 十分な満足が得られない. そのため, より刺激の強い報酬を求めようと, 薬物などに手を出し, 量も多くなるというものである. 報酬と罰への感受性の低下は報酬欠乏仮説を支持する所見とも考えられている.

3) 手掛かり刺激への反応

手掛かり刺激は, 依存の対象を連想させ, 強い渇望を引き起こす. ギャンブルを連想させる手がかり刺激に対して強い渇望を引き起こすことは, GD の主要な兆候である. GD 患者においても物質依存の研究と同じように手掛かり刺激に対する渇望を反映した辺縁系の活動上昇

が報告されている[2].

4) 報酬予測時の脳活動

ドパミン神経は報酬系ともよばれ, 報酬を得たときのみでなく, 報酬予測時に強く反応することが知られている. そのため報酬予測時の脳活動を検討した fMRI 研究がいくつかなされ, van Holst ら[3]は GD 患者は健常者とくらべて線条体や前頭前野での活動が上昇していたことを報告した. 一方, Balodis ら[4]は反対に GD 患者において腹側線条体, 前頭前野などで活動の低下していることを報告した. これらの研究は同じ精神医学の専門誌の同号に並んで掲載され, その誌面上において, この違いに関しては後者の課題は非特異的な金銭報酬であったのに対し, 前者の課題は患者が対象とする実際のギャンブルに近かったためではないかと考えられるという意見が交換された. 筆者らの研究においても, ギャンブルとは直接, 関わりのない非特異的な報酬予測課題を用いて GD 患者の報酬予測時の脳活動を測定したところ, 線条体や島皮質の活動が低下していた[5]. Sescousse ら[6]は, 予測される報酬が依存対象に直接関係があるかどうかという報酬の特異性の問題を直接, 検証するために, 男性の GD 患者と健常者に報酬として金銭報酬と性的な画像を予測している際の脳活動を fMRI を用いて計測した. 健常者では金銭報酬と性的な画像のいずれの予測時に線条体の賦活が認められたのに対して GD 患者では金銭報酬の予測時にのみ反応し, 性的な画像の予測時の線条体の賦活は低下していた. つまり, 依存対象そのものの予測時には報酬系は強く反応するが, 対象と直接関わりのない物の場合は, むしろ低反応であった. これは臨床場面でも観察される依存対象以外の物への関心の低下を反映している所見ではないかと考えられている. また, 最近のメタ解析では, 物質依存もギャンブル依存も報酬予測時の脳活動は低下していると結論付けている[7].

2. GD の脳構造 MRI 研究

これまでの物質依存の研究では, たとえ, 脳画像研究で脳のなんらかの異常を見出したとしても, その異常が依存という病態を反映したものあるいは病気の原因か, それとも物質, 特にアルコールや覚醒剤のように物質そ

のものによる神経毒性によって脳に異常を来したのか，その切り分けは困難であった．それに対して，GDに代表される行為依存とよばれる病態の脳画像研究では，物質による直接の神経毒性の影響を除外できるため，依存という病態のプロセスをダイレクトに反映した所見が得られると期待されている．そこで，GD患者を対象にMRIを用いて灰白質の体積や白質の統合性を検討した研究がいくつか報告されているが，十分に一貫性のある所見が得られているとは言いがたいのが現状である．その要因には多くの先行研究では他の物質依存を合併している例や他の精神障害を有している例も含まれていることが考えられる．筆者らはそれらに加えて，GDの異種性，つまり，さまざまなサブタイプや背景が存在することが，脳画像研究に影響を及ぼしているのではないかと考えた．そこで他の物質依存や他の精神障害の診断基準を満たさないGDをリクルートして意思決定のパターンという中間認知表現型に着目して次のような研究を行った．意思決定のパターンを客観的に定量化するために行動経済学のツールを利用した．

　意思決定において利得を得ることにくらべて損失をどの程度，回避（忌避）するかに重点を置くかという損失忌避の程度でGDをタイプ分けすることを試みた．損失忌避の程度には個人差があり，それを推定するために次のような課題を行った．当たりとはずれの確率がそれぞれ50％のギャンブルが提示され，たとえば，はずれであったら1万円の損失の場合，当たりがいくら見込まれたら，このギャンブルに参加するかを被験者ごとにその金額を推定した．当たりの場合に1万円しか獲得できない場合，利得と損失が同額で，確率も50％ずつであるため期待値はゼロとなり，半数程度の人は参加すると答えても良さそうであるが，実際には多くの人はこのギャンブルには参加しない．言い換えれば同額の利得と損失では後者のほうが意思決定においてより大きなインパクトをもつことになる．この現象を損失忌避とよぶ．当たった場合に1万円しか利得が見込めなくてもこのギャンブルに参加する人は，向こう見ずで損失を恐れない，つまり損失忌避の程度が低いと考える．反対に当たった場合に10万円程度の獲得が見込まれて初めてこのギャンブルに参加しようという人は慎重で，損失を過剰に忌避し

ていることになる．直観的には，GD患者は損失を恐れず，向こう見ずな意思決定ばかりしているので損失忌避が低いと予測する人がいるかもしれない．しかし，実際にGD患者において損失忌避を調べたところ，GD患者の損失忌避の平均と健常者のそれと有意差はなかった．そこでGD患者の損失忌避の分布をみてみると，確かに損失忌避の程度が低い一群がいる一方で，過剰に損失を避ける損失忌避の高い群が認められた[8]．損失忌避の程度が両極端な2群が存在し，中庸な損失忌避のレベルの患者群がいないのが特徴的であった．臨床的にGDには注意欠如・多動性障害（attention-deficit/hyperactivity disorder：ADHD）などが背景にある衝動性が高い群と，むしろ不安や抑うつなどを呈しやすい情動的に脆弱な群の存在が指摘されてきたが，損失忌避の低い群が前者に，損失忌避の高い群が後者の臨床的特徴に合致する[9]．このように，行動経済学のツールを用いて意思決定のパターン（中間認知表現型）によってGDのサブタイプを同定し，MRIによる灰白質の体積を健常者と比較した．損失忌避の低い群と高い群のいずれのタイプでも健常者とくらべて共通して頭頂側頭接合部などで灰白質の体積低下を認めた．一方，損失忌避の低い群でのみ小脳の一部，損失忌避の高い群でのみ眼窩前頭野の灰白質の体積低下を認めるなど，各サブタイプに特異的な異常も認められた（図1）[10]．他の精神疾患でも異種性の問題が指摘されているが，今回のように意思決定のパターン（中間認知表現型）によってサブタイプを同定して，生物学的な病態研究につなげていくことの有用性が示された．さらに，治療という観点からもサブタイプの同定は重要であると考えられる．GDに対する治療はさまざまなものが提案されている．薬物治療の可能性も検討されているが，十分なエビデンスがあるものはほとんどないのが実情である．今後の薬物利用の可能性として，たとえばADHDなどがベースにあり衝動性が高く損失忌避が低い一群にはADHDの治療に準じた薬物治療，不安や抑うつなどを呈しやすく損失忌避の高い群には不安や抑うつをまず薬物治療のターゲットに考えるなどの治療戦略や工夫も検討されるようになるかもしれない．

特集◆依存の生物学

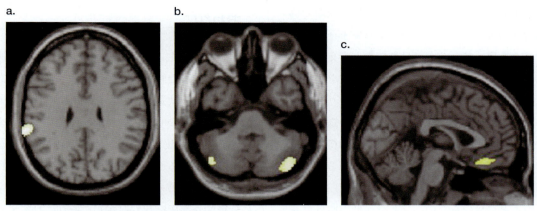

図1. GD患者における灰白質の体積低下部位
a：損失忌避の高い群低い群に共通して頭頂側頭接合部の体積低下を認めた．
b：損失忌避の低いGD群では小脳に顕著な体積低下を認めた．
c：損失忌避の高いGD群では眼窩前頭野に体積低下を認めた．

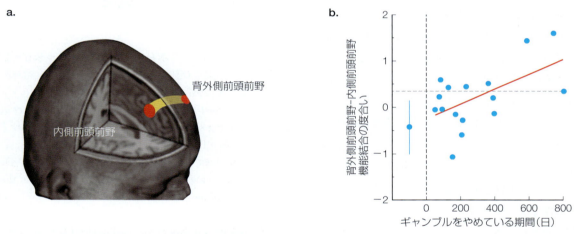

図2. GD患者における脳活動の機能的結合の低下
a：状況に応じてリスクの取り方を調節するのに関与する背外側前頭前野と内側前頭前野の機能的結合．
b：患者においてギャンブルを絶っている期間と同結合の程度の正の相関を認めた．

3．GDにおけるリスクの取り方の調節の障害

　耐性，渇望，離脱といった症状は物質依存と共通であるが，GDに特徴的で診断基準にも含まれている症状に深追いというものがある．負けを取り返そうと，時に借金までして再びギャンブルをすることである．このことでギャンブルがやめられなくなったり，賭ける金額が大きくなったりする．深追いにはさまざまなメカニズムが想定されるが，ギャンブルで大きく損をする人は，少額の負けで終わらせる"負け時"を知らず，必要以上にリスクを取り続けているとも考えられる．私たちは状況に応じて，柔軟にリスク態度を切り替え，リスクを回避したり，時にはあえてとることもする．たとえば，サッカーの試合の後半で，残り時間もわずかで負けている状況であれば，守備陣を手薄にしてでも攻撃陣を増やすという高いリスクを伴う戦略を取る必要がある．しかし同じ負けている状況でも試合の前半で残り時間も十分ある状況では，それ以上の失点を防ぎつつ，攻撃陣と守備陣のバランスを考え，比較的安全な戦略をとる．

　そこで，GD患者では，状況に応じて，リスクの取り方を柔軟に切り替えることに障害があるのではないかと考えた．サッカーの例で例えると，まだ，試合前半で，

比較的安全な戦略が必要な状況でも，試合終了間際で負けている場合かのように，不必要なプレッシャーを感じて過剰なリスクを取っているのではないかと考えた．まず，健常者を対象にして次のようなfMRI研究を実施した．被験者はローリスク・ローリターンとハイリスク・ハイリターンの二つのギャンブルのいずれかの選択を求められる．複数回の選択を繰り返し獲得した利得の累積が一定のノルマを超えることが課題の目的となる．累積利得が1ポイントでもノルマに到達しなければ，その課題に成功したことにはならない．ノルマが低い時はローリスク・ローリターンな選択をとり，ノルマが高い時はハイリスク・ハイリターンな選択をすることが，ノルマを達成する確率が高まり，それぞれ最適な戦略となる．健常者はノルマが小さい時は主にローリスク・ローリターンの選択をして，ノルマが厳しくなるとハイリスク・ハイリターンの選択をとる割合が増し，状況に応じてリスクの取り方を調節することが確認された．また，このリスク態度の切り替えに，状況や文脈の理解に関与する背外側前頭前野の活動や未来のことや，選択していないオプションの結果を想像する機能に重要な内側前頭前野と背外側前頭前野との結合性が重要であることも明らかになった[11]．この課題をGDにも応用したところ，特に治療歴の短いGD患者ではリスクを取る必要のない低ノルマ条件で，ハイリスク・ハイリターンな選択をすることが確認され，さらに治療期間が短いほど，低ノルマの条件でのハイリスク・ハイリターン選択をする割合が高かった．また，GD患者ではこの課題を施行中の背外側前頭前野の活動が低下しているのが認められた．さらに，ギャンブルを絶っている期間が短い患者ほど，背外側前頭前野と内側前頭前野との間の機能的結合性が低下していることも確認された（図2）[12]．

これまでの多くの研究においては，リスクの取り方は，刺激追求性や衝動性といった性格などに規定され，個人内ではあまり変化しないものと想定されてきた．しかし，今回の研究でも示したように，私たちは状況に応じてリスクの取り方を柔軟に切り替えることができる．しかし，GD患者においては，それを柔軟に調節することが不得手であることが確認された．このようなGDの特性に着目した介入・支援も検討に値すると考えられる．

おわりに

前半では，主にfMRIによる脳画像研究を通して明らかになってきた物質依存と行動依存の代表であるギャンブル依存との共通点を概説した．他の精神疾患同様に，依存全般にその心理・生物学的背景もさまざまであり，サブタイプが想定される．後半は，筆者らの意思決定のパターンによるGDのサブタイプの同定やそれに基づいた脳画像研究の一例を紹介した．また，ギャンブル依存に特徴的な臨床症状も存在し，それに対応する神経メカニズムの存在も想定される．物質依存，行動依存の共通点，特徴的な点の双方の病態メカニズムを理解したうえで，新たな介入法の開発につなげていくことが期待される．

文献

1) 藤原広臨，鶴身孝介，高橋英彦：ネット依存の依存メカニズムおよび健康障害—脳画像研究から．精神医学 59：23-30，2017
2) van Holst RJ, van den Brink W, Veltman DJ et al：Brain imaging studies in pathological gambling. *Curr Psychiatry Rep* 12：418-425, 2010
3) van Holst RJ, Veltman DJ, Büchel C et al：Distorted expectancy coding in problem gambling：is the addictive in the anticipation? *Biol Psychiaty* 71：741-748, 2012
4) Balodis IM, Kober H, Worhunsky PD et al：Diminished frontostriatal activity during processing of monetary rewards and losses in pathological gambling. *Biol Psychiatry* 71：749-757, 2012
5) Tsurumi K, Kawada R, Yokoyama N et al：Insular activation during reward anticipation reflects duration of illness in abstinent pathological gamblers. *Front Psycho* 5：1013, 2014
6) Sescousse G, Barbalat G, Domenech P et al：Imbalance in the sensitivity to different types of rewards in pathological gambling. *Brain* 136：2527-2538, 2013
7) Luijten M, Schellekens AF, Kühn S et al：Disruption of Reward Processing in Addiction：An Image-Based Meta-analysis of Functional Magnetic Resonance Imaging Studies. *JAMA Psychiatry* 74：387-398, 2017
8) Takeuchi H, Kawada R, Tsurumi K et al：Heterogeneity of Loss Aversion in Pathological Gambling. *J Gambl Stud* 32：1143-1154, 2016

9) Blaszczynski L, Nower L : A pathways model of problem and pathological gambling. *Addiction* **97** : 487-499, 2002

10) Takeuchi H, Tsurumi K, Murao T *et al* : Common and differential brain abnormalities in gambling disorder subtypes based on risk attitude. *Addict Behav* **69** : 48-54, 2017

11) Fujimoto A, Takahashi H : Flexible modulation of risk attitude during decision-making under quota. *Neuroimage* **139** : 304-312, 2016

12) Fujimoto A, Tsurumi K, Kawada R *et al* : Deficit of state-dependent risk attitude modulation in gambling disorder. *Transl Psychiatry* **7** : e1085, 2017

特集 | 依存の生物学

アルコール依存とヒトゲノム解析

松下幸生*

KEY WORDS

・アルコール依存症
・遺伝因子
・アルコール代謝酵素
・中間表現型
・遺伝—環境因子相互作用

SUMMARY

アルコール依存症は疾患異質性が高く，その成因には遺伝因子，心理的因子，精神科併存症の影響，環境因子などが提唱されている．連鎖解析，相関研究，ゲノムワイド関連解析といった手法で遺伝因子解明がすすめられたが，アルコール代謝酵素遺伝子以外の遺伝因子は今のところ確定していない．一方，遺伝因子解明の一助としてアルコール依存症の中間表現型が注目されており，その一つとしてアルコールに対する感受性を紹介した．また，遺伝因子は環境因子との相互作用でアルコール依存症の成因になると考えられており，わが国における相互作用の好例として，アルデヒド脱水素酵素遺伝子多型に着目して紹介した．

はじめに

アルコール依存症は疾患異質性の高い疾患であり，その成因は遺伝因子をはじめ，心理的因子，うつ病や不安障害など精神科併存症の影響，環境因子などが提唱されている．双生児研究や養子研究からはアルコール依存症の成因に遺伝因子が関与していることは確実と考えられ，具体的な遺伝因子を解明すべく，米国では巨額の研究費が投入されて連鎖解析，相関研究，ゲノムワイド関連解析（genome-wide association study：GWAS）といった手法で研究がすすめられた．本稿では，アルコール依存症の遺伝子研究の成果を概観するとともに，遺伝因子解明に寄与すると考えられるアルコール依存症の中間表現型および遺伝因子と環境因子の相互作用について解説する．

1．アルコール依存症の成因について

アルコール依存症およびアルコール乱用（アルコール使用障害と総称する）の成因には諸説あり，さまざまな要因が関与するという考え方が主流だが，ほぼ確実と考えられているのは遺伝因子と環境因子の相互作用である．双生児研究や養子研究からアルコール依存症の50～60％に遺伝因子が関与するとされるが[1)2)]，アルコール依存症と関連する具体的な遺伝子については，他の精神疾患と同様に同定が難しい．遺伝子の同定が進まない理由としては，依存症には特定の遺伝子が強く関与するのではなく，影響の小さい複数の遺伝子が関与していること，アルコール依存症は疾患異質性が高く，共通した症状は認められるものの，多量飲酒を促進する要因はさまざまであること，さらに環境因子が関与していることな

MATSUSHITA Sachio/＊独立行政法人国立病院機構久里浜医療センター

特集 ◆ 依存の生物学

表 1. アルコール使用障害やアルコール関連の表現型に関する GWAS 研究

報告年	表現型	相関が報告された遺伝子（SNP）	p 値	サンプル数	人種
2011	飲酒量	C12ORF51（rs2074356）	9.49e-59	1,721 名	韓国男性
2013	AD	KEGG pathway ID72-synthesis and degradation of ketone bodies	0.003	SAGE（2,544 名）	EA，AA
2010	AD	GABRA2 PKNOX2	<0.05 1.93e-07	SAGE（3,897 名）	EA，AA
2012	AD	ALDH2（rs671） ADH1 between ADH1B and ADH1C（rs1789891）	1.27e-08 1.27e-08	3,501 名	ドイツ人
2014	AD	ADH1B（rs1229984） ADH1B（rs1789882） ADH1C（Thr151Thr） Between MT1F2 and CCDC88A on chromosome 2（rs1437396）	1.17e-31 6.33e-17 4.94e-10 1.17e-10	EA 2,379 名 AA 3,318 名	EA，AA
2010	アルコールとニコチンの重複依存	Near MAP/microtubule affinity-regulating kinase 1，MARK1 Near DEAD（Asp-Glu-Ala-Asp）box helicase 6，DDX6 KIAA1409	1.90e-09 2.6e-09 4.86e-08	1,087 名	オーストラリア人
2010	アルコールとニコチンの重複依存	Near semaphorin 3E，SEMA3E	6.23e-06	2,386 名	オーストラリア人およびオランダ人
2013	AD	ALDH2（rs671） ADH1B（rs1229984） ADH7（rs1442492）	8.42e-08 2.63e-21 6.28e-8	396 名	韓国人
2014	AD	ALDH2（rs671）	4.55e-08	595 名	中国人
2011	飲酒量	AUTS2（rs6943555）	4e-08	26,316 名	ヨーロッパ人
2011	飲酒量	ALDH2（rs671） ADH1B（rs1229984）	3.6e-211 3.6e-4	2,974 名（飲酒者），1,521 名（機会飲酒者），1,351 名（非飲酒者）	日本人
2009	AD	Near peroxisomal trans-2-enoyl-CoA reductase，PECR（rs7590720 and rs1344694） CDH13（rs11640875） ADH1C（rs1614972） GATA4（rs13273672）	9.72e-09 1.84e-5 1.41e-4 4.75e-4	1,845 名 2,020 名	ドイツ人
2011	AD	DSCAML1	10e-08	COGA および OZALC の 272 家系	EA，オーストラリア人
2011	AD	Near endothelin receptor type B，EDNRB TIPARP	8.51e-06 2.31e-5	COGA および OZALC の 272 家系	EA，オーストラリア人
2011	AD	KIAA0040，THSD7B，NRD1	1.86e-07	COGA（1,594 名），SAGE（1,669 名），OZALC（3,334 名）	EA，AA，オーストラリア人
2013	AD 診断基準数	C15ORF53	4.5e-08	COGA（2,322 名）	EA
2011	AD	PHD finger protein 3，PHF-3，-Protein tyrosine phosphatase type IVA 1，PTP4A1	10e-4	COGA，SAGE（4,116 名）	EA，AA
2012	AD	KIAA0040	2.8e-07	COGA，SAGE（4,116 名）	EA，AA
2012	アルコールとニコチンの重複依存	SH3 domain binding protein 5，SH3BP5 Nuclear receptor subfamily 2，group C, member 2，NR2C2 Plasminogen-like B2，PLGLB2	6.9e-6 5.3e-4 3.1e-08	SAGE（3,143 名）	EA，AA
2013	AD	NKAIN1-SERINC2	1.7e-07	COGA，SAGE（2,927 名）	EA，AA
2013	アルコールとニコチンの重複依存	IPO11-HTR1A region on chromosome 5q	6.2e-9	COGA，SAGE（2,214 名）	EA，AA

AD；アルコール依存症，COGA；Collaborative Study on the Genetics of Alcoholism，SAGE；Study of Addiction：Genetics and Environment，OZALC；Australian twin-family study of alcohol use disorder，EA；ヨーロッパ系アメリカ人，AA；アフリカ系アメリカ人

（Tawa EA *et al*, 2016[6] より改変引用）

どが挙げられる.

2. アルコール依存症の遺伝子研究

アルコール依存症と関連する遺伝子の検索には，連鎖研究と相関研究が主に用いられてきた．連鎖研究は，病者の家系を対象として，染色体上のマーカーを用いて，ゲノム上のどの位置に疾患と関連する遺伝子が存在するか調べる方法である．米国では巨額の資金を投入して大規模な共同研究(Collaborative Study on the Genetics of Alcoholism：COGA)が実施された．その成果として，105家系，987名を対象とした連鎖研究の結果，第1，2，7染色体にアルコール依存症と連鎖する領域があることが報告された[3]．また，別の研究における152名の米国先住民家系を対象とした連鎖研究では第4，11染色体上に連鎖する領域が認められたと報告された[4]．しかし，その後の研究ではこれらの領域とアルコール依存症との関連は示されておらず，具体的な遺伝子の解明には至っていない．

一方，相関研究は，生物学的にアルコール依存症と関連が示唆される候補遺伝子を決めて，その遺伝子上の多型を症例と対照コントロール間で比較することによって，相関する遺伝子を明らかにする方法である．COGA研究によって20を超える遺伝子でアルコール依存症および関連する中間表現型との相関が認められた[5]．その他，数多くの研究グループから，アルコール脱水素酵素(alcohol dehydrogenase：ADH)，アルデヒド脱水素酵素(aldehyde dehydrogenase：ALDH)といったアルコール代謝酵素，神経ペプチドシグナルやGABA，グルタミン酸，セロトニン，ドパミン，アセチルコリンといった主要な神経伝達物質に関連した遺伝子等が検討された．しかし，相関研究は候補遺伝子を設定する必要があり，候補として想定できない遺伝子についての相関を検討することはできない．また，比較的サンプルサイズも小さく，偽陽性になりやすい欠点がある．今までに数多くの研究が発表され，ある遺伝子とアルコール依存症の相関が報告されると，否定する報告が発表されるといったことをくり返しており，候補となった遺伝子で研究結果が一致した遺伝子はアルコール代謝酵素遺伝子を除いてほとんど存在しない．そこで，用いられるように

なったのがGWASであり，マイクロアレイを用いて一度に数十万から数百万の一塩基多型(single nucleotide polymorphism：SNP)のジェノタイプを決定する方法である．アルコール依存症のGWASを用いた最初の遺伝子研究は2009年に報告された．その後，**表1**に示すようにアルコール依存症や飲酒量などを対象としたGWAS研究が報告されている[6]．GWASは非常に多くのSNPを解析するため，単独のSNPについての有意差の検定には多重比較の影響を考慮して補正する必要があり，非常に低いp値で判定することになる．厳格な基準ではp値は5×10^{-8}程度が必要となるため，特に小さい影響しかもたないSNPを検出するためには多くのサンプル数が必要となる．

これらの方法で関連が示唆された遺伝子を**表2**に示す[7]．これらの遺伝子多型はいずれも機能的であり，遺伝子多型によって機能が変化することが知られているもので，依存症の形成に関与すると考えられている．遺伝子研究の最終的な目的は，依存のメカニズムの解明であり，治療法の開発に寄与することである．依存形成の詳細が明らかになり，関連する遺伝子が解明されれば，いわゆるテーラーメイドの治療も可能となると考えられ，更なる研究の進歩が期待される．

3. アルコール依存症に関連する中間表現型について

アルコール依存症の遺伝子研究の概要を説明したが，関連が推測される候補はあるものの，共通して関連が認められる遺伝子は，今までのところADHやALDH2といったアルコール代謝酵素遺伝子以外に明らかになっていない．診断や飲酒量などを表現型として遺伝子多型との相関を検討してもはっきりとした結果は得られていないことから，中間表現型とよばれる，依存症に認められる特徴をマーカーとして，それにかかわる遺伝子を探す試みが行われるようになってきた．

アルコールの精神作用の中でもアルコールに対する反応は，アルコール依存症の中間表現型と考えられている．中間表現型とは遺伝子と疾患の中間というような意味で，アルコール依存症の場合，その背後にある依存症独自の特徴と言い換えることができる．

特集◆依存の生物学

表 2. アルコール依存症と関連が示されている機能的遺伝子多型

遺伝子名	遺伝子産物	検出方法	関連する依存症状
NPY	Neuropeptide Y	相関研究	連続飲酒-酩酊
HTR2B	5-Hydroxytryptamine receptor 2B	相関研究	連続飲酒-酩酊
OPRM1	Opioid Receptor Mu1	相関研究	連続飲酒-酩酊
DRD2	Dopamine Receptor D2	連鎖研究	連続飲酒-酩酊
DRD4	Dopamine Receptor D4	連鎖研究	連続飲酒-酩酊
CRHR1	Corticotropin Releasing Hormone Receptor 1	相関研究	離脱-負の影響
FKBP5	FK506 Binding Protein	相関研究	離脱-負の影響
OPRK1	Opioid Receptor Kappa1	相関研究	離脱-負の影響
PDYN	Prodynorphin	連鎖研究	離脱-負の影響
COMT	Catechol-O-Methyltransferase	連鎖研究	とらわれ-報酬の予測
BDNF	Brain Derived Neurotrophic Factor	相関研究	とらわれ-報酬の予測
CREB1	CAMP Responsive Element Binding Protein 1	相関研究	とらわれ-報酬の予測
KCNJ6	Potassium Voltage-Gated Channel Subfamily J Member 6	GWAS	とらわれ-報酬の予測

（Reilly MT *et al*, 2017[7]より改変引用）

中間表現型には定義がある[8].①遺伝性があること，②量的に測定可能であること，③生物学的・臨床的に関連性があること，④長期にわたって安定であること，⑤家系内で精神障害をもたないものにおいても発現が認められること，⑥精神障害の家系内では精神障害をもつ者はもたない者より関連が強いこと，である.

アルコール依存症の中間表現型として，アルコールに対する反応，合併精神疾患，性格傾向（反社会性，衝動性，新奇希求性など）などが提唱されている.この中でもアルコールに対する反応は薬理学的な効果に対する感受性の個人差を反映するものであり，中間表現型の定義に照らし合わせると，定量化でき，長期に安定で，遺伝性があって，生物学的に関連性があるという4点で上記の中間表現型の基準を満たしているといえる.定量化については，主観的な反応（ハイな気分などの刺激性の反応，だるさなどの鎮静性の反応に2分されることが多い）を用いた研究が多いが，その他にも脳波，重心動揺，運動反応性などが用いられる[9].遺伝性については，複数の研究が報告されており，飲酒実験における測定結果を一卵性双生児と二卵性双生児で比較したところ，アルコールに対する反応の遺伝率は60%程度とされている[10].

4．アルコールの精神作用と依存症との関連について

アルコールに対する急性反応と使用障害のリスクについては，2つのモデルが提唱されており，一つはアルコールに対する反応の弱いことがリスクを高めるという low level of response model である.モデルの根拠となった実験結果の一部を**図1**に示す.この実験は，飲酒実験をしたときの酔いの強さをアルコール依存症の家族歴の有無で比較したもので，家族歴があって依存症のリスクが高いと考えられる被験者は家族歴のない被験者と比較して酔いの強度が低いことから提唱された[11].リスクの高い者は酔った感じが弱いので多量に飲酒し，飲酒時に感じられるはずの危険信号にも鈍感なのでそのまま飲み続けるのではないかと考えられた.

飲酒実験によってアルコール依存症の家族歴の有無による違いを検討する研究は他にも数多く行われている.しかし，その結果は必ずしも一致しておらず，両群で差がないという結果だったり，家族歴のあるほうがより強い酔いを報告したりしている.そこで，Newlin と Thomson によって提唱されたのが，differentiator model である[12].彼らは主観的な酔いの強さだけでなく脳波，運動，体の揺れなど飲酒実験で計測されたさまざまな項目を飲酒開始からの時間で比較すると，飲酒後30分以内では家族歴のある群で反応が強く，それ以降では家族歴のない

分子精神医学　Vol. 18　No. 1　2018

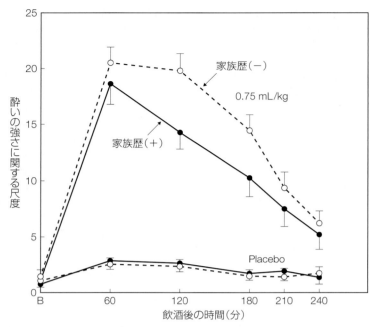

図 1. Low level of response model
（松下幸生ほか，2015[13]より引用）

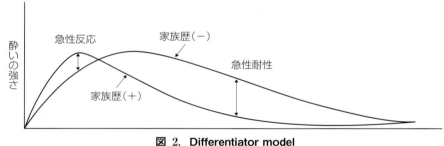

図 2. Differentiator model
（松下幸生ほか，2015[13]より引用）

群で強いことから，急性反応に急性耐性を加えたモデルを提唱した（**図2**）．急性耐性とは飲酒実験のセッションで観察される耐性現象である．急性耐性は血中アルコール濃度を一定に保った場合に反応が低下することで観察され，通常の飲酒実験では血中アルコール濃度は飲酒後30～60分でピークに達して，その後下降するパターンをとるが，上昇するフェーズと下降するフェーズで反応を比較することで計測できる．**図1**のモデルをみても，アルコール血中濃度がピークになる飲酒後30～60分時点の酔いの強さは家族歴の有無による違いはないが，その後の血中濃度が低下していくフェーズで両群の違いが明らかになっている[13]．Differentiator modelではこれを急性反応ではなく急性耐性と解釈した．**図2**にシェーマを示すが[13]，アルコール依存症のリスクが高い者では急性反応が強いが，すぐに耐性が形成されて反応が長続きしないという特徴があり，より効果を求めてさらに飲酒するという，もっともらしいモデルである．

5．アルコール依存症の遺伝因子と環境因子の相互作用について

ALDH2はアルコールが酸化されてできたアセトアルデヒドを酢酸に酸化する主要な酵素だが，日本人を含む東洋人には，酵素活性が減弱あるいは欠損する遺伝子多型（非活性型）が存在する（rs671，Glu487Lys）．

特集◆依存の生物学

表 3. アルコール依存症患者における ALDH2 遺伝子型の分布の年代による変化

入院年	1979	1986	1992	1996〜2000	2001〜2005	2006〜2010
N	400	400	500	1,478	1,692	1,709
ALDH2*2/*2	0%	0%	0%	0%	0%	0%
ALDH2*1/*2	2.5%	8.0%	13.0%	13.0%	14.0%	15.4%
ALDH2*1/*1	97.5%	92.0%	87.0%	87.0%	86.0%	84.6%

(Matsushita S et al, 2017[18] より引用)

ALDH2*1 対立遺伝子は通常の酵素活性（活性型）を有するが，ALDH2*2 対立遺伝子をヘテロで有する場合は，その活性は活性型の 38％に減弱し，ホモで有する場合には酵素活性は消失する[14]．ヘテロないしホモ欠損では少量の飲酒でも血中アセトアルデヒド濃度が上昇し，顔面紅潮，動悸，頭痛などの不快な反応が出現するため，多量飲酒やアルコール依存症発症の予防因子となっている[15)〜17)]．しかし，非活性型 ALDH2 の予防効果は完璧ではなく，アルコール依存症者にも，非依存症者より割合は低いものの，非活性型 ALDH2 遺伝子型を有する者が存在する．非活性型 ALDH2 を有するアルコール依存症者は，活性型 ALDH2 を有する者より依存を形成する何らかの因子がより強いと考えられ，その臨床的特徴などが研究の対象となっている．そのような研究の一環として，非活性型 ALDH2 を有するアルコール依存症の割合が時代によって変化するか，1979 年から 2010 年までの間で調べたところ，非活性型の割合が増加していることが明らかになった（**表 3**）．この調査の対象者は久里浜医療センターに入院したアルコール依存症者である．1979 年には非活性型 ALDH2 を有するアルコール依存症はわずか 2.5％と，ほとんどのアルコール依存症者は活性型 ALDH2 を有していたが，その割合は徐々に増加して，最近では 15％を超えるまでになっている．その原因として，この間の社会全体の飲酒量の増加など環境の変化が関与すると考えられる．アルコールに関する環境の変化には，仲間や上司などからの飲酒の圧力，社会的な飲酒の許容，アルコール飲料の低価格化，入手しやすさ，宣伝広告などが関与すると考えられる[18)]．アルコール依存の成因に関するレビューによると，文化，宗教的慣習，家族環境などが，独自にアルコール使用障害発症に関連する遺伝因子に影響を及ぼすとされており[19)]，アルコールに対する感受性が高くて多量に飲酒できないはずの非活性型 ALDH2 を有する者も環境の変化によって飲酒量が増えたのではないかと推測され，遺伝因子と環境因子の相互作用を示す好例と考えられている．

おわりに

アルコール依存症の遺伝子研究について解説した．日本人には ADH1B，ALDH2 とアルコール代謝酵素の遺伝子多型のバリエーションが多く，特に非活性型 ALDH2 と依存症の関係など，欧米ではできない研究が可能である．さらに，これらの遺伝子多型と中間表現型や依存症の臨床特徴との関連など，さまざまなわが国独自の研究が可能である．わが国から遺伝因子解明につながるような研究成果が得られることも夢ではないと考えられ，多くの研究者に興味をもっていただければ幸いである．

文 献

1) Dick DM, Foroud T：Candidate genes for alcohol dependence：a review of genetic evidence from human studies. *Alcohol Clin Exp Res* **27**：868-889, 2003
2) Prescott CA, Kendler KS：Genetic and environmental contributions to alcohol abuse and dependence in population-based sample of male twins. *Am J Psychiatry* **156**：34-40, 1999
3) Reich T, Edenberg HJ, Goate A et al：Genome-wide search for genes affecting the risk for alcohol dependence. *Am J Med Genet* **81**：207-215, 1998
4) Long JC, Knowler WC, Hanson RL et al：Evidence for genetic linkage to alcohol dependence on chromosomes 4 and 11 from an autosome-wide scan in an American Indian population. *Am J Med Genet* **81**：216-221, 1998
5) Edenberg HJ, Foroud T：The genetics of alcoholism：identifying specific genes through family studies.

Addict Biol **11**：386-396, 2006

6）Tawa EA, Hall SD, Lohoff FW：Overview of the genetics of alcohol use disorder. *Alcohol Alcohol* **51**：507-514, 2016

7）Reilly MT, Noronha A, Goldman D *et al*：Genetic studies of alcohol dependence in the context of the addiction cycle. *Neuropharmacology* **122**：3-21, 2017

8）Gottesman II, Gould TD：The endophenotype concept in psychiatry：etymology and strategic intentions. *Am J Psychiatry* **160**：636-645, 2003

9）Matsushita S, Higuchi S：Genetic differences in response to alcohol. *Handb Clin Neurol* **125**：617-627, 2014

10）Viken RJ, Rose RJ, Morzorati SL *et al*：Subjective intoxication in response to alcohol challenge：heritability and covariation with personality, breath alcohol level, and drinking history. *Alcohol Clin Exp Res* **27**：795-803, 2003

11）Schuckit MA：Subjective responses to alcohol in sons of alcoholics and control subjects. *Arch Gen Psychiatry* **41**：879-884, 1984

12）Newlin DB, Thomson JB：Alcohol challenge with sons of alcoholics：a critical review and analysis. *Psychol Bull* **108**：383-402, 1990

13）松下幸生，樋口進：アルコールの精神作用と依存症の関連. 医学のあゆみ **254**：949-953, 2015

14）Lai CL, Yao CT, Chau GY *et al*：Dominance of the inactive Asian variant over activity and protein contents of mitochondrial aldehyde dehydrogenase 2 in human liver. *Alcohol Clin Exp Res* **38**：44-50, 2014

15）Chen CC, Lu RB, Chen YC *et al*：Interaction between the functional polymorphisms of the alcohol-metabolism genes in protection against alcoholism. *Am J Hum Genet* **65**：795-807, 1999

16）Higuchi S, Matsushita S, Imazeki H *et al*：Aldehyde dehydrogenase genotypes in Japanese alcoholics. *Lancet* **343**：741-742, 1994

17）Kim DJ, Choi IG, Park BL *et al*：Major genetic components underlying alcoholism in Korean population. *Hum Mol Genet* **17**：854-858, 2008

18）Matsushita S, Higuchi S：Review：Use of Asian samples in genetic research of alcohol use disorders：Genetic variation of alcohol metabolizing enzymes and he effects of acetaldehyde. *Am J Addict* **26**：469-476, 2017

19）Wall T, Luczak S, Hiller-Stumhofel S：Biology, genetics, and environment：Underlying Factors Influencing Alcohol Metabolism. *Alcohol Res* **38**：59-68, 2016

特集 依存の生物学

依存の神経・分子メカニズム 解析のための動物モデル

井手聡一郎* 池田和隆*

KEY WORDS

・薬物依存
・光遺伝学
・DREADDs
・脳内報酬系

SUMMARY

薬物依存のような精神疾患の神経・分子メカニズムの研究は，関与する脳内神経ネットワークの複雑さが大きな障害となっていた．近年，「光遺伝学（optogenetics）」や「化学遺伝学（chemogenetics）」といった神経回路特異的な操作技術を用いて，神経間の機能的なネットワークと，それらが報酬関連行動のような複雑な行動の制御において果たす役割の解析が進められている．これらの手法を用いた動物モデル解析は，依存の神経・分子メカニズムの解明に大きく寄与し，薬物依存の治療法開発につながることが期待されている．

はじめに

　近年，日本における薬物依存は，薬物の多様化と薬物乱用者の低年齢化が認められ，大きな社会問題となっている．また，物質依存だけではなく，ギャンブルやインターネット，オンラインゲームなど，非物質に対する依存問題も多様化，深刻化しており，そのメカニズムの解明や治療法の開発が待たれている．このため，依存の分子メカニズムの解明に向けた研究が盛んに進められている．しかしながら，脳内神経ネットワークの複雑さが，薬物依存のような精神疾患における神経システム変容を理解し，その治療法を開発していくうえで大きな障害となっている．これまでの数多くの動物モデルや人間を対象に用いた研究から，薬物依存の形成に大脳辺縁系の神経回路が関与していることが明らかになっており，さらに辺縁系において中脳辺縁系のドパミン経路がもっとも

重要な役割を果たしていることが知られている．しかしながら，薬物依存において特定の神経あるいは特定の神経回路が果たす役割に関してはいまだ不明瞭な点が多く残されている．神経間の機能的なネットワークと，それらが報酬関連行動のような複雑な行動の制御において果たす役割を明らかにするためには，より生理的な条件下で神経回路特異的な制御を行うことが求められる．今世紀に入って以降，急速に発展している神経科学の分野において，「光遺伝学（optogenetics）」や「化学遺伝学（chemogenetics）」といった，神経回路特異的な操作技術が発表され，これらの手法を用いて行動の神経・分子メカニズムを解析した論文が急激に増加している．本稿では，薬物依存に焦点をあて，従来の手法および神経回路特異的な手法に関する最近の知見を，*in vivo* 研究を中心に概略する．

IDE Soichiro, IKEDA Kazutaka/＊東京都医学総合研究所依存性薬物プロジェクト

分子精神医学　Vol. 18　No. 1　2018

1. 薬物依存研究の手法の変遷

薬物依存に関与する神経回路としては，中脳の腹側被蓋野（ventral tegmental area：VTA）からドパミン作動性神経が軸索を側坐核（nucleus accumbens：NAc）領域および前頭前皮質（frontal cortex：FC）領域に投射しており，また，FC領域からグルタミン酸作動性の神経がNAcに軸索を投射しており，これらの回路が中心的役割を担っていると考えられている[1][2]．依存性を引き起こす薬物の種類はメタンフェタミンやモルヒネ，アルコールなどのように多岐にわたるが，特にそれらに共通する作用としてVTA-NAc回路の活性化が知られている．また，薬物などによってVTA領域の神経細胞が興奮すると，VTA領域からNAc領域へ投射している神経細胞からドパミンが放出され，薬物を摂取したときと同様の行動が現れることも明らかとされている．しかしながら，他の脳領域や神経伝達物質による調節機構に関して不明瞭な点は数多く残されたままであり，そのメカニズムの解明が求められている．

これら依存における脳の各領域の役割を明らかにするために，熱や電気，吸引あるいは神経毒などの局所処置により，特定の脳部位を破壊する損傷実験が古くから広く用いられてきた．本手法は比較的簡便であり，これまでに多くの脳領域の機能が明らかにされてきた．一方，損傷実験では，損傷領域の細胞体・神経終末のみならず通過する神経束も損傷されることがあり，他領域の変化の影響を受けることも考えられる．また，領域内のすべての神経細胞が損傷されるため，特定の神経系のみの役割を検討することはできなかった．さらに，損傷実験は不可逆であり，回復させた際の機能の検討ができないことや，損傷による代償変化などが問題として残されていた．

特定の脳領域の活性化が依存に与える影響に関しては，電極を脳の目的部位に挿入し，高頻度電流刺激を一定時間与え，その行動変化を解析することで評価が可能である．本手法は，損傷実験とは異なり可逆的であり，電気刺激を止めることで通常の神経活動へと戻すことが可能である．特に依存に関連すると考えられる脳領域の研究には，特定のオペラント行動（nose-pokeやhead dip，lever pressなど）と電気刺激を条件付け，そのオペラント行動の変化を指標として報酬機能の検討を行う，脳内自己刺激法（intracranial self-stimulation：ICSS）が用いられてきた[3]．しかし，本手法においても電極近傍の細胞を非特異的に刺激することから，領域内のどの神経が刺激されているのかは明確ではなかった．

また，遺伝子工学の発展により，さまざまな標的分子の遺伝子欠損マウスが作製され，依存の分子メカニズムが検討されてきた．近年ではさらに，ゲノム編集技術などを用い，特定の神経回路上の分子欠損による，より特異性の高いモデル動物作製が進められている．また，受容体特異的なアゴニストやアンタゴニストを脳内に微量局所投与することによる可逆的な神経活動制御も盛んに行われてきており，さらにin vivo microdialysis法や免疫組織化学的手法を組み合わせることにより，より詳細な依存に関連する神経・分子メカニズムの理解は進んできた．われわれの研究室においても，コカインやメタンフェタミンなどの覚醒剤の主たる作用標的分子であるドパミントランスポーター（DAT），ならびにモルヒネなどの麻薬の主たる作用標的分子であるμオピオイド受容体（MOP）を欠損させたマウスを用いて，それぞれの分子の欠損が外側視床下部ICSS行動に与える影響を報告してきた[4]．DATおよびMOP欠損マウスはICSS行動を維持し，さらにDAT欠損マウスは報酬刺激に固執する行動を示した．一方，モルヒネの投与はICSS行動を抑制し，さらにMOP欠損マウスでは尾懸垂試験などにおける絶望状況からの回避行動の増加が確認された．これらの結果は，完了行動（満足感）やリラクゼーションのような"drive-reducing reward"にMOPが関与することに加え，興奮および意欲のような"drive-inducing reward"においてDATが関与することを示唆している．しかしながら，遺伝子改変動物を用いた解析では，発生・発達過程における影響やほかの細胞による機能代償を無視できないという問題が残されている．また，薬物の脳内局所投与法では薬物拡散に依存するため，細胞特異性，シナプス特異性などの空間精度が低かった．

一方近年，「光遺伝学」や「化学遺伝学」といった，神経回路特異的な操作技術が発表され，これらの手法を用いることで，依存の神経・分子メカニズムをより詳細に解析することが可能となってきている（**図1**）．それぞれ

特集 ◆ 依存の生物学

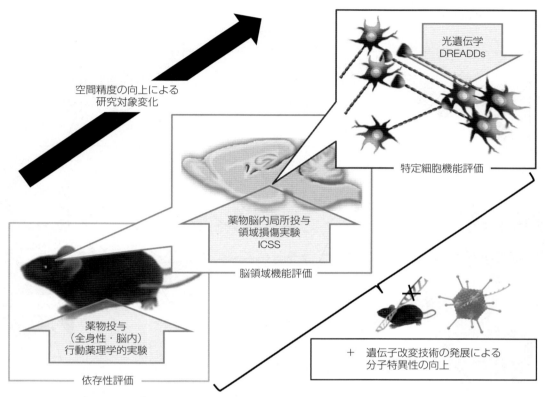

図 1. 神経・分子メカニズム解析のための動物モデルの変化
　神経メカニズム解析においては，解析技術の空間精度が向上することで，その研究対象がより特異的なものへと変化している．さらに，遺伝子改変技術の発展による分子特異性の向上と組み合わせることで，飛躍的な進展がみられる．

の手法においても，いくつかの問題点は提起されているものの，今後の依存の神経・分子メカニズムの解明に大きく寄与すると期待されている．

2.「光遺伝学」とその戦略

　光遺伝学（optogenetics）は，光学（optics）と遺伝学（genetics）の融合領域であり，光によって活性化される蛋白分子を，遺伝学的手法を用いて特定の細胞に発現させ，その機能を光で操作する技術の総称である[5]．現在までに，神経細胞の活性化のために最も一般的に用いられる蛋白質は，光活性化非選択的陽イオンチャネルであるチャネルロドプシン-2（ChR2）およびその変異体である．ChR2 変異体は 450〜500 nm の青色光により活性化され陽イオンチャネルが開口し，静止膜電位で Na^+ と Ca^{2+} イオンの細胞内流入と K^+ イオンの細胞外流出を引き起こし，その結果 ChR2 発現細胞は脱分極応答を示す（**図 2a**）．一方，神経活動の抑制研究のために一般的に用いられている蛋白質は，光活性化クロライドイオンポンプであるハロロドプシン（NpHR）と光活性化プロトンポンプであるアーキロドプシン（Arch）である．NpHRは 590 nm 付近の黄色光受容によりクロライドイオンを細胞内へ流入させ，Arch は 550 nm 付近の緑色光受容によりプロトンイオンを細胞外へ流出させることで，それぞれ結果として神経細胞の過分極応答を示す（**図 2a**）．また，これらの光活性化蛋白質を特定神経に導入するための主な方法としては，以下の 3 種類があげられる．

1）ウイルスベクター

　利点として，迅速かつ多用途な導入が可能であること，また用いるベクターの力価や精製度に左右されるが，高感染性かつ高コピー数であり発現レベルが高いことがあげられる．現在のところ，レンチウイルスベクターやアデノ随伴ウイルスベクター（AAV）などで導入報告が多い．一方，欠点として実験個体間で発現量や発

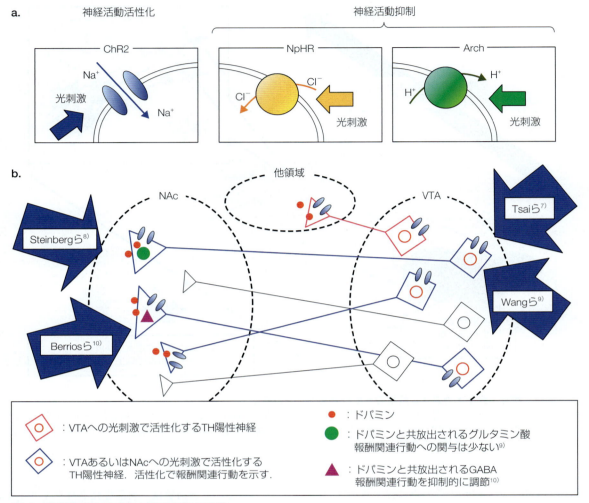

図 2. 光遺伝学の模式図と研究報告の実例
 a：光遺伝学で汎用されるオプシンの模式図（本文参照）．
 b：脳内報酬経路を光遺伝学により制御した研究報告の実例（本文参照）．図中の4報告ではいずれもAAVベクターをVTAに投与し，THプロモーター制御下でCh2Rを発現させている．この場合，VTAへの光刺激を行っている報告[7)9)]では，VTAからNAcへのドパミン神経の他に，VTAから他の脳領域へ投射するドパミン神経を同時に活性化しており，VTA-NAcドパミン神経経路への特異性は低い．一方，NAcへの光刺激を行っている報告[8)10)]では，VTA-NAcドパミン神経経路への特異性は高いが，動物の行動制御を行ううえで，より高いCh2R発現量や光刺激出力が求められる．

現部位にバラツキが出ることが上げられる．

2）Cre マウス＋ウイルスベクター

Cre リコンビナーゼ依存的に光活性化蛋白質遺伝子を発現するウイルスベクター［光活性化蛋白質が2ペアのlox 配列（たとえば loxP と lox2272）に挟まれた状態で逆向きに挿入］を用いて遺伝子導入する．標的細胞に特異的にCreを発現するノックインマウスあるいはトランスジェニックマウスを用いることで，Cre リコンビナーゼ発現細胞のみで光活性化蛋白質が発現してくることになる．Cre 以外にも，FlpやtTAなどのコンディショナルマウスも多数開発されている．

3）遺伝子改変動物作製

光活性化蛋白質遺伝子をCre 依存的に発現するような遺伝子改変動物またはノックイン動物を作製し，前述のCreマウスとの交配により作製することが多い．欠点としては，作製，管理，維持の過程において時間と労力と

費用がかかることがあげられるが，利点として光活性化蛋白質の発現量を一定に保つことができる．

また近年，解剖学的あるいは機能的に特異性の高い発現を示す遺伝子がいくつも同定されており，それらのプロモーター制御を用いることで，その空間特異性は著しく上昇しつつある[6]．これらの手法をもとに，光活性型蛋白質を特定の標的細胞にのみ発現させ，特定の波長の光を使用することにより，マイクロ〜ミリ秒オーダーの非常に高い時間分解能で標的細胞の神経活動を制御することができ，神経活動と行動との因果関係を検証することが可能になっている．

3．「光遺伝学」と依存

光遺伝学的手法を用いた依存研究における先駆けは，ウイルスベクターによる特異的ChR2発現による，VTAドパミン神経の報酬探索行動における役割の検討であった．Tsaiらは，マウスのVTAドパミン神経［チロシンヒドロキシラーゼ（TH）陽性神経細胞］を光学的に活性化することで，一過性に高頻度で光刺激した部屋に対して場所嗜好性を獲得することを報告した（**図2b**）[7]．また，場所嗜好性を示す光刺激頻度でのみ，NAcでの一過性のドパミン遊離亢進がみられたことから，ドパミン遊離変化を引き起こす刺激頻度のみが連合学習を引き起こすことを示唆した．ドパミンが報酬関連行動において重要な役割を担っていることは広く知られていたが，この報告は，VTAドパミン神経を選択的に活性化することのみで，他の報酬刺激がない状態でも，条件付け行動を示すのに十分であることを初めて示した．さらにSteinbergらは，VTAドパミン神経終末をNAc内でのみ特異的に光学的に活性化することで，光刺激に対するICSS行動が惹起されることを示した（**図2b**）[8]．

一方，組織化学的検討や電気生理学的検討などから，VTA-NAcドパミン神経の終末からは，ドパミンとグルタミン酸やGABAの共放出されることが示唆されていたが，VTAドパミン神経刺激により共放出されるグルタミン酸やGABAが，依存において果たす役割に関しては明らかではなかった．近年Wangらは，神経終末からのグルタミン酸放出に必須の分子である小胞グルタミン酸トランスポーター（vesicular glutamate transporter：VGLUT）2をドパミン神経上でのみ欠損させたコンディショナルノックアウトマウスにおいて，光遺伝学的手法を用いた解析により，VTAドパミン神経の光学的活性化によるICSSや場所嗜好性の獲得においては，NAcにおけるドパミンの放出が重要であり，VGLUT2欠損によるグルタミン酸との共放出の消失はほとんど影響を与えないことを示した（**図2b**）[9]．一方，Berriosらは，ユビキチンリガーゼE3Aをドパミン神経上でのみ欠損させたコンディショナルノックアウトマウスでは，VTA-NAcのドパミン神経を光遺伝学的に活性化した際，NAc内でのドパミンの遊離量を変化させることなく，GABAの共放出を抑制し，さらにVTA-NAcドパミン神経終末の光学的活性化による報酬探索行動を増強していることを示した（**図2b**）[10]．また，VTAドパミン神経はVTA内のGABA介在ニューロンに加え，NAcや他の脳領域からのGABA神経投射による抑制性の制御を受けているが，それらが依存において果たす役割は不明瞭であった．Edwardsらは光遺伝学的手法を用い，VTA内GABA介在ニューロンはGABA$_A$受容体を，NAcからVTAへの神経投射はGABA$_B$受容体を介して，それぞれVTAのドパミン神経を抑制性に制御しており，さらに，VTAドパミン神経上のGABA$_B$受容体コンディショナルノックアウトは，モルヒネ処置による移所運動量変化に影響を与えることなく，コカイン投与による移所運動量増加効果が著明に増強することを報告している[11]．これらの結果は，依存の発現においてVTA-NAcドパミン神経の直接的な役割を改めて示すとともに，VTAならびにNAcそれぞれの領域におけるGABAによる制御機構の重要性を示唆している．さらに，モルヒネなどMOPを標的とする薬物とコカインなどのDATを標的とする薬物間での依存形成メカニズムの相違も示唆されており，今後のより詳細な回路・分子メカニズムの解析が求められている．

一方，本稿では触れることはできなかったが，VTAやNAcに加え，扁桃体，前頭前皮質，視床室傍核，外側手綱核，外側視床下部，背側縫線核など，さまざまな脳領域や領域間の特定神経が依存において果たす役割が，光遺伝学的手法を用いて研究されており，依存の神経・分子メカニズムの解明は日進月歩で進められている[12]．

4.「化学遺伝学」とその戦略

　化学遺伝学（chemogenetics）は，化学（chemics）と遺伝学（genetics）の融合領域であり，特に神経科学の分野においてはDREADDs（Designer Receptors Exclusively Activated by Designer Drugs）が広く用いられるようになってきた．DREADDsは，遺伝子変異を加えたG蛋白質共役型受容体のことで，人工化合物であるデザイナー合成リガンドによってのみ特異的に活性化され，内在的なリガンドには反応しないため，変異型受容体を発現させた特定の細胞のみを活性化させるといった薬理学的な操作が可能となる[13]．またDREADDsは野生型受容体と機能的には類似しており，シグナル伝達機構の解明などに役立つことが期待されている．現在最も汎用されているのは，hM3Dq（ヒトM3ムスカリン様アセチルコリン受容体由来のDREADD）受容体を特定神経に発現させることで，CNO（Clozapine-N-Oxide）存在下で特異的にGqシグナル伝達を誘導し，神経伝達を活性化させる手法である．また，抑制方向としては，ヒトM4ムスカリン様アセチルコリン受容体をGi共役させたhM4Di受容体とそのリガンドCNOの組合せや，KORD（κ-オピオイド受容体由来のDREADD）受容体とそのリガンドSalvinorin Bの組合せにより，特異的にGiシグナル伝達を誘導し，神経伝達を抑制させる手法が使われている．また，これらのDREADD受容体の特定神経への導入には，光遺伝学のセクションにて前述した方法と同様の方法が用いられている．

　光遺伝学的手法とDREADDsは，ともに神経回路特異的な操作を目的として用いられている．一方，両者の間には導入のコストや施術の有無，行動観察時の制限（光遺伝学的手法では有線での光刺激負荷の報告が多いが，近年では無線化も進められている）などさまざまな違いがあるが，最も大きな違いとして時間分解能の違いがあげられる．光遺伝学的手法ではマイクロ〜ミリ秒オーダーで標的細胞の神経活動を制御するのに対して，DREADDsでは分〜時間オーダーで標的細胞の神経活動を制御する．このため，研究者は目的に応じて手法を選択する必要がある．また，高頻度・高出力の光刺激を長時間負荷することは，光源の周辺細胞にダメージを与えることが懸念されており，分〜時間オーダーの神経制御を行う際は，DREADDsのほうが好ましいと考えられる．さらに，光遺伝学的手法では，光刺激できる領域がプローブ径に依存するため，サイズの大きい脳領域全体の刺激や，サルなどの大型動物を刺激するには不向きである．一方，サルなどを用いたDREADDs研究においては，CNOが内因性の受容体に作用することで鎮静効果を示すことも懸念されており，それらを考慮したコントロール実験の構築が必要となる．

5.「化学遺伝学」と依存

　DREADDsを用いた報酬関連行動の研究も進められている．Changらは，腹側淡蒼球の神経細胞にhM4Di受容体を発現させたラットでは，全身性のCNO投与により，餌を報酬刺激としたレバー押し行動が抑制されることを示している[14]．また，永井らは，吻内側尾状核にhM4Di受容体を発現させたマカクザルを用いた解析において，クロザピンを[11]C核種で標識したPET薬剤[11]C-Clozapineを投与し，経時的にPET撮影することで，サル生体脳でのDREADD受容体発現の画像化・評価を可能とし，さらに当該領域の抑制により報酬価値の判断が障害されることを示した[15]．しかしながら，報酬提示時の意志決定は，マイクロ〜ミリ秒オーダーで行われると考えられ，その神経回路制御には光遺伝学的手法のほうが好ましいと考えられる．一方，今後，依存性薬物やストレスの長期曝露による神経変性と報酬関連行動変化などにおける神経メカニズム解明に向けては，DREADDsを用いた手法が有用ではないかと期待される．

おわりに

　近年の神経回路や分子メカニズムの研究手法の発展は，報酬と依存の神経基盤に関して新たな知見を提供し，一部ではこれまで定義の見直しも求められている．特に，脳の特定領域内での細胞の種類や投射先，投射元などといった神経の多様性が，報酬関連行動をどのように制御するかを評価できつつある．今後，報酬関連行動を制御する神経回路の各要素を操作できるような動物モデルの開発が進められ，餌や環境要因などの自然報酬や薬物報酬がどのように神経系に対して作用し，どのよう

に変容させていくのか，より深い理解が進むことで，薬物依存の治療法開発につながることが期待されている．

文　献

1) Nestler EJ：Is there a common molecular pathway for addiction? *Nat Neurosci* **8**：1445-1449, 2005
2) Berton O, Nestler EJ：New approaches to antidepressant drug discovery：beyond monoamines. *Nat Rev Neurosci* **7**：137-151, 2006
3) Negus SS, Miller LL：Intracranial self-stimulation to evaluate abuse potential of drugs. *Pharmacol Rev* **66**：869-917, 2014
4) Ide S, Takahashi T, Takamatsu Y et al：Distinct roles of opioid and dopamine systems in lateral hypothalamic intracranial self-stimulation. *Int J Neuropsychopharmacol* **20**：403-409, 2017
5) Yizhar O, Fenno LE, Davidson TJ et al：Optogenetics in neural systems. *Neuron* **71**：9-34, 2011
6) Pupe S, Wallén-Mackenzie Å：Cre-driven optogenetics in the heterogeneous genetic panorama of the VTA. *Trends Neurosci* **38**：375-386, 2015
7) Tsai HC, Zhang F, Adamantidis A et al：Phasic firing in dopaminergic neurons is sufficient for behavioral conditioning. *Science* **324**：1080-1084, 2009
8) Steinberg EE, Boivin JR, Saunders BT et al：Positive reinforcement mediated by midbrain dopamine neurons requires D1 and D2 receptor activation in the nucleus accumbens. *Plos One* **9**：e94771, 2014
9) Wang DV, Viereckel T, Zell V et al：Disrupting glutamate co-transmission does not affect acquisition of conditioned behavior reinforced by dopamine neuron activation. *Cell Rep* **18**：2584-2591, 2017
10) Berrios J, Stamatakis AM, Kantak PA et al：Loss of UBE3A from TH-expressing neurons suppresses GABA co-release and enhances VTA-NAc optical self-stimulation. *Nat Commun* **7**：10702, 2016
11) Edwards NJ, Tejeda HA, Pignatelli M et al：Circuit specificity in the inhibitory architecture of the VTA regulates cocaine-induced behavior. *Nature Neurosci* **20**：438-448, 2017
12) Saunders BT, Richard JM, Janak PH：Contemporary approaches to neural circuit manipulation and mapping：focus on reward and addiction. *Philos Trans R Soc Lond B Biol Sci* **370**：20140210, 2015
13) Whissell PD, Tohyama S, Martin LJ：The use of DREADDs to deconstruct behavior. *Front Genet* **7**：70, 2016
14) Chang SE, Todd TP, Bucci DJ et al：Chemogenetic manipulation of ventral pallidal neurons impairs acquisition of sign-tracking in rats. *Eur J Neurosci* **42**：3105-3116, 2015
15) Nagai Y, Kikuchi E, Lerchner W et al：PET imaging-guided chemogenetic silencing reveals a critical role of primate rostromedial caudate in reward evaluation. *Nat Commun* **7**：13605, 2016

特集 依存の生物学

薬物依存において発現変化する分子とそのシグナル経路

宮本嘉明* 傅 柯茎* 宇野恭介* 新田淳美*

KEY WORDS

· Transmembrane protein 168(TMEM168)
· オステオポンチン
· マトリックス・メタロプロテアーゼ
· インテグリン受容体
· メタンフェタミン

SUMMARY

依存性薬物は多種多様で，脳内における初期標的も異なっているため，それらの摂取により発現が変化する分子は数多く存在する．しかし，さまざまな薬物作用機序も，最終的には依存形成を担う病態機構へと収束する．つまり，各種の依存性薬物により発現が変化する分子は，すべて何らかのつながりをもっていると考えられる．そこで，わが国で最も問題となっている覚醒剤（アンフェタミン類）を軸に，各種依存性薬物により脳内で発現変化する共通の分子を紹介する．さらに，われわれが見出した薬物依存関連分子 transmembrane protein 168 の機能解析により新たなつながりが明らかとなった薬物依存形成のシグナル経路について概説する．

はじめに

最近，わが国でも，インターネットやギャンブルなどの行為に対する依存症が話題となりはじめ，社会的な問題となりつつある．一方，わが国での物質に対する依存症は，覚醒剤（アンフェタミン類）の乱用を代表とした依存性薬物の違法使用が戦後の間もない頃より深刻な社会問題として今なお続いている．しかしながら，いまだに薬物依存症の治療法は確立されておらず，その発症機序の全容解明が待たれている．本稿では，薬物依存症の発症機序解明の現在の状況を理解するための一助になるように覚醒剤を軸に他の依存性薬物の投与でも脳内で発現が変化する共通の機能性分子を列挙し紹介するとともに，われわれが見出した新規薬物依存関連分子を介した薬物依存形成の抑制性シグナル経路について概説する．

1. 覚醒剤と他の依存性薬物によって発現変化する分子

依存性を有する薬物は，法的規制を受けている覚醒剤，コカインおよび大麻（Δ9-テトラヒドロカンナビノール）のほか，嗜好品であるアルコールやタバコ（主にニコチン）と多種多様に存在する．これらの薬物は，各々が薬理学的に異なった初期標的の作用機序を有しているが，それらの単回もしくは継続的な摂取によって，各脳部位（線条体，扁桃体および皮質など）での機能性分子の発現が変化し，最終的に脳内の報酬システムである中脳辺縁系ドパミン神経回路を機能亢進させると考えられている．つまり，各種の依存性薬物の摂取によって，まず，遺伝子発現の制御メカニズムが影響を受けることとなる．たとえば，覚醒剤やコカインの摂取によってドパミン神経系が機能亢進されると，ドパミン受容体の下流

MIYAMOTO Yoshiaki, FU Kequan, UNO Kyosuke, NITTA Atsumi/＊富山大学大学院医学薬学研究部（薬学）・薬物治療学研究室

特集◆依存の生物学

ではたらく転写因子CREBのシグナル伝達経路が活性化し，遺伝子発現を変化させる[1]．さらに，最初期発現遺伝子のひとつである転写因子 c-fos，さらには，その蓄積型の転写因子である delta-FosB の発現が上昇し，それぞれが機能性分子のプロモーター配列依存的に遺伝子発現を制御する[2]．最近では，依存性薬物の摂取によって，遺伝子発現をエピジェネティック修飾によって制御するDNA メチル化酵素やヒストンアセチル化酵素の発現も大きく変化することが明らかとなり，遺伝子発現の制御は複雑化している[3]．このように多様な遺伝子発現制御メカニズムの変化によって，薬物依存形成を促進もしくは抑制するための機能性分子が発現誘導される．

現在までに，非常に多くの分子が，各種の依存性薬物により各脳部位で発現変化することが報告されている[4]～[22]．**表1** では，わが国で最も問題となっている覚醒剤により発現誘導される分子を中心に，他の依存性薬物によっても発現変化が報告されている分子を，細胞機能，シナプス機能およびシグナル伝達のカテゴリーに基づいてまとめた．これらの分子群を大局的に考察すると，受容体の関連経路では，グルタミン酸受容体経路としてGLUL および GNB1 が，GABA 受容体経路としてALDH5A1 および NSF が発現変化している．また，各種の依存性薬物に共通して，前述の CREB シグナル伝達経路に関連した分子 CAMK2B，GNB1，GNB2，MAP2K1，TPM3 および YWHAE が見受けられ，シナプス長期増強や軸索ガイダンスを担う神経機能の基盤経路が重要な役割を果たしていることが示唆される．さらに，これらの他にも，エネルギー代謝，酸化ストレス，細胞形態変化のカテゴリーに分類される分子群が数多く報告されている[4]～[22]．しかし，いずれかの分子が薬物依存形成に本当に重要なのかは明確になっておらず，それぞれのシグナル経路にも関連性を見出すことのできない分子も多い．薬物依存の形成機序は，大変複雑で動物の行動原理である報酬効果や学習記憶による動機付けメカニズムの延長線上にあり，病理学的な境界線を定義することが難しいのかもしれない．さらに，われわれのいまだ知らない機能性分子が存在し，それが薬物依存において重要な役割を果たしているのかもしれない．つまり，網羅的な遺伝子および蛋白質の発現解析，そして，それ

らの結果を用いた *in silico* のシグナル解析は，薬物依存形成の全容を見渡すためには効率的であり，各種の依存性薬物による作用機序の収束を検討することが可能であろう．一方で，このような解析方法では，詳細な分子間の関連メカニズムを改めて検討する必要性があり，薬物依存形成に焦点を絞った分子や経路の解明は困難であろう．

2．依存性薬物により発現変化する分子 TMEM168

前述のように薬物依存形成機序が明確になっていないなか，われわれの研究グループは，薬物依存症に対する治療法の開発を目指して研究を行ってきた．そして，依存性薬物による依存形成に関与する未知の分子を探索するために，メタンフェタミン（2 mg/kg）もしくは生理食塩水を6日間連続投与したC57BL/6系雄性マウスの側坐核（nucleus accumbens：NA）組織を用いて，PCR-select cDNA サブトラクション法による遺伝子発現解析を行った．その結果，メタンフェタミンにより顕著に遺伝子発現量が増加する分子として，transmembrane protein 168（TMEM168）を含む数種の分子を見出した[23]．この TMEM168 は，メタンフェタミンだけでなく，ニコチンの連続投与においても，その遺伝子発現が増加することを確認しており（未発表データ），本分子が複数の依存性薬物による依存形成において共通の分子である可能性が示唆された．

TMEM168 は，その遺伝子配列と 697 個からなるアミノ酸配列が NCBI に登録されていたが，生理的機能については未知の分子であった．しかし，その名称の由来となったように，本分子のアミノ酸配列には，7～10 箇所の疎水性領域が存在し，何らかの細胞小器官の脂質膜に存在していることが予想された．まず初めに，TMEM168 のマウスにおける発現様式について検討した．TMEM168 mRNA は，マウス全身の各臓器において発現していたが，脳組織において最も強く発現していた[23]．脳組織では，脳内全体に広く分布しており，主に神経細胞に発現し，アストロサイトやマイクログリアにはほとんど発現していなかった[23]．また，Flag-TMEM168 プラスミド・ベクターを用いて形質転換したCos-7 培養細胞における免疫染色実験では，トランスゴ

分子精神医学　Vol. 18　No. 1　2018

表 1. 依存性薬物の摂取によって発現変化する分子

遺伝子	蛋白質	覚醒剤	コカイン	テトラヒドロカンナビノール	アルコール	ニコチン
細胞機能関連分子						
ALDH5A1	Succinate-semialdehyde dehydrogenase	S↑[4], A↓[5]	—	—	—	VTA↓[22]
DPYSL1	Dihydropyrimidinase-related protein 1	CC↑[6]	—	CB↑[14]	—	—
DPYSL2	Dihydropyrimidinase-related protein 2	S↓[4], A↓[5], CC↑[6], FC↑[7]	NA↓[11][12]	—	H↓[16], CCg↑[17], CCs↑[18]	—
GDA	Guanine deaminase	A↑[5], CC↑[6], FC↓[7]	NA↓[11]	—	—	—
MMP9	Matrix metallopeptidase 9	FC↑, NA↑[8]	FC↑[13]	—	—	—
NEFL	Neurofilament light polypeptide	A↑[5], H↑[9]	NA↓[11]	—	CCs↓[18]	—
SEPT5	Septin 5	FC↓[7]	—	—	—	S↓[22]
STIP1	Stress-induced-phosphoprotein 1	A↓[5], FC↓[7]	—	—	H↓[16]	—
STMN1	Stathmin	S↑[10], A↓[5]	—	—	CCs↓[18]	—
TAGLN3	Transgelin 3	FC↑[7]	—	H↓[15]	—	—
TPM3	Tropomyosin 3	S↑[4], A↓[5]	—	—	NA↓[19], CCs↑[18]	—
シナプス機能関連分子						
CALB1	Calbindin 1	CC↑[6]	—	—	NA↓[20]	—
GLUL	Glutamate-ammonia ligase	A↓[5]	NA↓[11]	—	NA↑[20]	—
NSF	N-Ethylmaleimide sensitive fusion protein	A↑[5]	—	—	—	A↑, FC↑[22]
SNAP25	Synaptosomal-associated protein 25 kDa	S↓[4]	—	—	NA↑[19]	—
SNCA	Alpha synuclein	S↑, FC↑, H↑[10]	NA↓[12]	—	NA↓[20]	—
STXBP1	Syntaxin binding protein 1	CC↑[6], FC↑[9]	—	—	NA↑[20]	A↓[22]
SYN2	Synapsin IIb	S↑[4], A↓[5], FC↑[7]	—	—	H↓[21]	FC↓[22]
シグナル伝達関連分子						
ANXA3	Annexin A3	FC↓[7]	—	H↓[15]	NA↓[19]	—
CALM	Calmodulin	FC↑[7]	—	—	NA↓[20]	—
CAMK2B	Calcium/calmodulin-dependent protein	CC↑[6]	—	—	NA↑[20]	—
GDI1	Rab GDP dissociation inhibitor alpha	FC↑[9]	NA↓[11]	—	CCg↑[17]	—
GNB1	Guanine nucleotide-binding protein beta-1 subunit	FC↓[7]	—	—	H↓[16]	FC↓[22]
GNB2	Guanine nucleotide-binding protein beta-2 subunit	A↓[5], FC↓[7]	—	CB↑[14]	—	—
MAP2K1	ERK activator kinase 1	CC↑[6], FC↑[7]	—	—	NA↑[20]	—
PHB	Prohibitin	FC↑[7]	—	—	—	A↓[22]
YWHAE	14-3-3 protein isoform epsilon	A↓[5], H↓[9]	—	H↓[15]	CCg↓[17]	—

S：線条体, A：扁桃体, CC：大脳皮質, FC：前頭皮質, NA：側坐核, H：海馬, CB：小脳, CCg：脳梁膝, CCs：脳梁膨大, VTA：腹側被蓋野

ルジネットワーク機能の標識分子である Syntaxin-6 と共局在していることが観察された[23]. さらに, Percoll を用いた遠心分離法による密度勾配分画を行った結果, Flag-TMEM168 は Syntaxin-6 を指標としたゴルジ体画分に共存していた[23]. 以上の実験結果から, TMEM168 は神経細胞のゴルジ体膜に局在し, トランスゴルジネットワークに関与している可能性が示された.

次に, 薬物依存形成における生体内 TMEM168 の機能的な役割について検討した. アデノ随伴ウイルス-TMEM168 ベクターをマウスの NA に微量注入することによって, NA で局所的に TMEM168 を過剰発現させたマウス（NA-TMEM マウス）を作製し, メタンフェタミンへの反応性を行動学的および神経化学的実験法により評価した. NA-TMEM マウスでは, メタンフェタミ

ンにより誘発される行動過多が，対照群の NA-Mock マウスと比較して有意に減少していた[23]．さらに，条件付け場所嗜好性試験においても，メタンフェタミンに対する精神的依存の形成が減少していた[23]．また，NA-TMEM マウスの NA においては，メタンフェタミン投与により誘発される NA での細胞外ドパミン遊離上昇が抑制されていた[23]．つまり，NA における TMEM168 は，メタンフェタミン依存形成機序において，抑制的な役割を果たしていることが示唆された．しかしながら，その詳細な機序は不明のままであった．

3．依存形成に関わる TMEM168 相互作用分子オステオポンチンとそのシグナル経路

TMEM168 をキーワードとして PubMed などのデータベース検索を行っても，その機能的な役割についてほとんど情報を得ることができなかった．そのような状況の時に，われわれは，骨基質蛋白質として発見されたオステオポンチンを対象とした Yeast Two-hybrid 法による相互作用分子リストのなかに TMEM168 が含まれていることが報告された論文を見出した[24]．オステオポンチンは，骨基質としてだけではなく免疫応答においても重要な役割を果たしており[25]，脳内ではパーキンソン病患者において残存しているドパミン神経細胞に多く発現していることが報告され[26]，その神経細胞生存維持機能が示唆されている．そこで，TMEM168 の依存形成抑制メカニズムを解明するために，TMEM168 とオステオポンチン相互作用について検討した．Flag-TMEM168 過剰発現 Cos-7 培養細胞を用いて，Anti-Flag 抗体による共免疫沈降実験を行い，オステオポンチンが TMEM168 と共沈することを確認した[23]．さらに，TMEM168 過剰発現細胞では，細胞抽出液中および培養上清液中のオステオポンチン含量が有意に増加していることが，それぞれウエスタン・ブロッティング法および ELISA 法によって明らかとなった[23]．そして，NA-TMEM マウスの NA においても，培養細胞と同様に細胞抽出液中のオステオポンチン含量が有意に増加していた[23]．以上のことから，ゴルジ体膜に存在する TMEM168 は，トランスゴルジネットワークに関与して，分泌型オステオポンチンの細胞外放出を促進していることが示唆された．そこで，次にオステオポンチンが依存形成に関与するのかどうかを検討した．オステオポンチンを野生型マウスの NA に直接微量注入した結果，メタンフェタミン誘発運動過多および条件付け場所嗜好性が有意に抑制された[23]．

それでは，オステオポンチンは，どのようにして，依存形成を抑制しているのであろうか？　分泌型オステオポンチンは，細胞外に放出されてマトリックス・メタロプロテアーゼ（MMP）の MMP-2，-3，-7，-9 および Thrombin により開裂され，RGD ペプチドとなりインテグリン $\alpha v \beta 1$，3，5 受容体に結合する[27]〜[29]．**表 1** で示したように，MMP-9 の発現は覚醒剤およびコカインの投与により前頭前皮質や NA で増加し[8][13]，MMP-2 の発現は覚醒剤投与によっても増加する[8]．さらに，インテグリン $\beta 1$ および $\beta 3$ サブユニットの発現も，覚醒剤投与による報告はないものの，コカインの投与によって NA で増加する[30]．また，RGD ペプチドを野生型マウスの NA に直接微量注入すると，コカイン探索行動の再燃が抑制されること[31]，インテグリン $\beta 1$ サブユニット欠損マウスではコカイン反応性が増強している[32]ことが報告されている．さらに，インテグリン受容体からの細胞内シグナル伝達については，β サブユニットに結合する Integrin-linked protein kinase（ILK）[33]および Abl-related gene（ARG）からの p190GAP-RhoA[34]シグナル伝達がコカイン反応性を制御していることが報告されている．以上のことから，メタンフェタミン投与により発現量が増加した TMEM168 は，分泌型オステオポンチンの細胞外放出を促進し，分泌されたオステオポンチンが，MMP ファミリーにより RGD ペプチドへと開裂され，インテグリン受容体シグナル伝達経路を活性化させる可能性がある（**図 1**）．したがって，われわれは TMEM168 を介したオステオポンチン-インテグリン・シグナル経路が薬物依存形成に抑制的な役割を果たすと考えている．

おわりに

依存症の形成過程において，脳内細胞の適応機能によって発現量が増減する分子の数は，数百もしくは数千にのぼるかもしれない．しかし，それらの分子の発現変化は，出発点は違えどもすべてが依存形成へとつながる

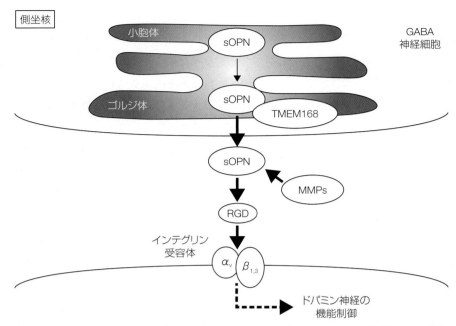

図 1. TMEM168 を介したオステオポンチン-インテグリン・シグナル経路による薬物依存抑制メカニズムの仮説

メタンフェタミンの摂取により，ゴルジ体膜のトランスゴルジネットワークに寄与すると考えられる TMEM168 の発現が増加し，TMEM168 と相互作用する分泌型オステオポンチン（sOPN）の細胞外放出が増加する．一方で，メタンフェタミンの摂取により，マトリックス・メタロプロテアーゼ・ファミリー（MMPs）およびインテグリン受容体サブユニットの発現も増加する．これらの細胞適応反応によって，MMPs による sOPN の開裂が促進されて細胞外 RGD ペプチドが増加し，依存形成に抑制的にはたらくインテグリン受容体シグナル伝達経路が機能亢進する．

一連の病態機構へと収束するであろう．本稿において概説した TMEM168 は，薬物依存形成において発現変化する分子を結び付け，新たなシグナル経路を明らかにする重要な分子であった．このような研究が，各種依存性薬物の摂取によって発現変化するものの，いまだ関連性を見出すことのできない分子同士をつなげ，薬物依存形成機序の全容を徐々に解明することになるであろう．今後も依存症に関する多くの研究がなされ，その積み重ねによって，その全容が一刻も早く明らかとなり，依存症の治療法が開発されることを期待したい．

謝辞

本稿で紹介した TMEM168 の研究遂行において，アデノ随伴ウイルスベクターを作製いただいた自治医科大学医学部神経内科・東京大学医科学研究所遺伝子・細胞治療センターの村松慎一教授をはじめ，研究の遂行にご協力いただいた富山大学大学院医学薬学研究部（薬学）・薬物治療学研究室に在籍中または卒業・修了された多くの方々に陳謝いたします．

文献

1) Carlezon WA Jr, Duman RS, Nestler EJ : The many faces of CREB. *Trends Neurosci* **28** : 436-445, 2005
2) Nestler EJ : Review. Transcriptional mechanisms of addiction : role of DeltaFosB. *Philos Trans R Soc Lond B Biol Sci* **363** : 3245-3255, 2008
3) Robison AJ, Nestler EJ : Transcriptional and epigenetic mechanisms of addiction. *Nat Rev Neurosci* **12** : 623-637, 2011
4) Iwazaki T, McGregor IS, Matsumoto I : Protein expression profile in the striatum of rats with methamphetamine-induced behavioral sensitization. *Proteomics* **7** : 1131-1139, 2007
5) Iwazaki T, McGregor IS, Matsumoto I : Protein expres-

sion profile in the amygdala of rats with methamphet-
amine-induced behavioral sensitization. *Neurosci Lett*
435 : 113-119, 2008

6) Kobeissy FH, Warren MW, Ottens AK *et al* : Psycho-
proteomic analysis of rat cortex following acute meth-
amphetamine exposure. *J Proteome Res* **7** : 1971-1983,
2008

7) Faure JJ, Hattingh SM, Stein DJ *et al* : Proteomic analy-
sis reveals differentially expressed proteins in the rat
frontal cortex after methamphetamine treatment.
Metab Brain Dis **24** : 685-700, 2009

8) Mizoguchi H, Yamada K, Niwa M *et al* : Reduction of
methamphetamine-induced sensitization and reward in
matrix metalloproteinase-2 and -9-deficient mice. *J
Neurochem* **100** : 1579-1588, 2007

9) Yang MH, Kim S, Jung MS *et al* : Proteomic analysis of
methamphetamine-induced reinforcement processes
within the mesolimbic dopamine system. *Addict Biol*
13 : 287-294, 2008

10) Li X, Wang H, Qiu P *et al* : Proteomic profiling of pro-
teins associated with methamphetamine-induced neu-
rotoxicity in different regions of rat brain. *Neurochem
Int* **52** : 256-264, 2008

11) Tannu NS, Howell LL, Hemby SE : Integrative pro-
teomic analysis of the nucleus accumbens in rhesus
monkeys following cocaine self-administration. *Mol
Psychiatry* **15** : 185-203, 2010

12) del Castillo C, Morales L, Alguacil LF *et al* : Proteomic
analysis of the nucleus accumbens of rats with differ-
ent vulnerability to cocaine addiction.
Neuropharmacology **57** : 41-48, 2009

13) Brown TE, Forquer MR, Harding JW *et al* : Increase in
matrix metalloproteinase-9 levels in the rat medial pre-
frontal cortex after cocaine reinstatement of condi-
tioned place preference. *Synapse* **62** : 886-889, 2008

14) Colombo G, Rusconi F, Rubino T *et al* : Transcriptomic
and proteomic analyses of mouse cerebellum reveals
alterations in RasGRF1 expression following in vivo
chronic treatment with delta 9-tetrahydrocannabinol. *J
Mol Neurosci* **37** : 111-122, 2009

15) Quinn HR, Matsumoto I, Callaghan PD *et al* : Adolescent
rats find repeated Delta（9）-THC less aversive than
adult rats but display greater residual cognitive deficits
and changes in hippocampal protein expression follow-
ing exposure. *Neuropsychopharmacology* **33** : 1113-1126,
2008

16) Matsuda-Matsumoto H, Iwazaki T, Kashem MA *et al* :
Differential protein expression profiles in the hippo-
campus of human alcoholics. *Neurochem Int* **51** : 370-
376, 2007

17) Kashem MA, Harper C, Matsumoto I : Differential pro-
tein expression in the corpus callosum（genu）of human
alcoholics. *Neurochem Int* **53** : 1-11, 2008

18) Kashem MA, James G, Harper C *et al* : Differential pro-
tein expression in the corpus callosum（splenium）of
human alcoholics : a proteomics study. *Neurochem Int*
50 : 450-459, 2007

19) Bell RL, Kimpel MW, Rodd ZA *et al* : Protein expression
changes in the nucleus accumbens and amygdala of
inbred alcohol-preferring rats given either continuous
or scheduled access to ethanol. *Alcohol* **40** : 3-17, 2006

20) McBride WJ, Schultz JA, Kimpel MW *et al* : Differential
effects of ethanol in the nucleus accumbens shell of
alcohol-preferring（P）, alcohol-non-preferring（NP）
and Wistar rats : a proteomics study. *Pharmacol Bio-
chem Behav* **92** : 304-313, 2009

21) Hargreaves GA, Quinn H, Kashem MA *et al* : Proteomic
analysis demonstrates adolescent vulnerability to last-
ing hippocampal changes following chronic alcohol con-
sumption. *Alcohol Clin Exp Res* **33** : 86-94, 2009

22) Hwang YY, Li MD : Proteins differentially expressed in
response to nicotine in five rat brain regions : identifi-
cation using a 2-DE/MS-based proteomics approach.
Proteomics **6** : 3138-3153, 2006

23) Fu K, Miyamoto Y, Otake K *et al* : Involvement of the
accumbal osteopontin-interacting transmembrane pro-
tein 168 in methamphetamine-induced place prefer-
ence and hyperlocomotion in mice. *Sci Rep* **7** : 13084,
2017

24) Long P, Samnakay P, Jenner P *et al* : A yeast two-
hybrid screen reveals that osteopontin associates with
MAP1A and MAP1B in addition to other proteins
linked to microtubule stability, apoptosis and protein
degradation in the human brain. *Eur J Neurosci* **36** :
2733-2742, 2012

25) Cantor H, Shinohara ML : Regulation of T-helper-cell
lineage development by osteopontin : the inside story.
Nat Rev Immunol **9** : 137-141, 2009

26) Iczkiewicz J, Jackson MJ, Smith LA *et al* : Osteopontin
expression in substantia nigra in MPTP-treated pri-
mates and in Parkinson's disease. *Brain Res* **1118** : 239-
250, 2006

27) Wang KX, Denhardt DT : Osteopontin : role in immune
regulation and stress responses. *Cytokine Growth Fac-
tor Rev* **19** : 333-345, 2008

28) Dean RA, Overall CM : Proteomics discovery of metal-
loproteinase substrates in the cellular context by
iTRAQ labeling reveals a diverse MMP-2 substrate

degradome. *Mol Cell Proteomics* **6**：611-623, 2007

29) Takafuji V, Forgues M, Unsworth E *et al*：An osteopontin fragment is essential for tumor cell invasion in hepatocellular carcinoma. *Oncogene* **26**：6361-6371, 2007

30) Wiggins AT, Pacchioni AM, Kalivas PW：Integrin expression is altered after acute and chronic cocaine. *Neurosci Lett* **450**：321-323, 2009

31) Wiggins A, Smith RJ, Shen HW *et al*：Integrins modulate relapse to cocaine-seeking. *J Neurosci* **31**：16177-16184, 2011

32) Warren MS, Bradley WD, Gourley SL *et al*：Integrin β 1 signals through Arg to regulate postnatal dendritic arborization, synapse density, and behavior. *J Neurosci* **32**：2824-2834, 2012

33) Chen Q, Xiong X, Lee TH *et al*：Neural plasticity and addiction：integrin-linked kinase and cocaine behavioral sensitization. *J Neurochem* **107**：679-689, 2008

34) Gourley SL, Olevska A, Warren MS *et al*：Arg kinase regulates prefrontal dendritic spine refinement and cocaine-induced plasticity. *J Neurosci* **32**：2314-2323, 2012

特集

依存の生物学

ドパミン神経伝達に関連する細胞内シグナル

永井　拓* 　貝淵弘三** 　山田清文*

KEY WORDS

・ドパミン
・中型有棘神経細胞
・リン酸化
・転写因子
・報酬関連行動

SUMMARY

依存性薬物を摂取すると側坐核を含む線条体でドパミンが大量に放出される．線条体にはドパミンD_1受容体（D_1R）とドパミンD_2受容体（D_2R）を発現する異なる2種類の中型有棘細胞が存在する．ドパミンはD_1Rを刺激してプロテインキナーゼA（PKA）を活性化し，D_2Rの刺激は逆にPKAを抑制する．PKAの下流では中型有棘細胞の興奮性や可塑性などの機能を担うシグナル分子のリン酸化や転写調節を介して薬物依存症に認められる報酬関連行動が惹起される．本稿ではドパミン神経伝達に関連する細胞内シグナルとしてPKAの下流シグナルを中心に概説した．

はじめに

薬物依存症は生活や身体への悪影響を認識しているにもかかわらず，薬物を慢性的に摂取しつづける疾患である．生物学的観点から依存症は薬物の反復使用により報酬行動を司る神経回路の病的な適応状態であると考えられている．この神経回路の病的な適応状態は，薬物の使用を中断しても維持されているために再燃へとつながる長期持続的な脆弱性の基盤であると推測されている．依存性薬物は中脳皮質辺縁系に作用し，多幸感をもたらす．主に中脳腹側被蓋野（ventral tegmental area：VTA）から側坐核，前頭皮質，海馬および扁桃体へ投射するドパミン神経系が報酬回路を担っている．側坐核は薬物依存の形成に関与しており，前頭皮質，海馬および扁桃体は報酬学習と薬物と周りの環境との連合記憶の形成と想起，すなわち再燃行動に関与する．薬物依存のメカニズムは学習・記憶における長期増強（long-term potentiation：LTP）や長期抑圧（long-term depression：LTD）などの神経可塑性の機序と類似点が多く，ある程度共通する分子基盤が存在するのではないかと想定されている．たとえば，コカイン，モルヒネ，ニコチンやアルコールなどの依存性薬物の急性処置はVTAのドパミン神経細胞のシナプス強度を増加させる[1)2)]．また，依存性薬物の反復処置はシナプス構成蛋白質の組成を変化させ，スパインの形態変化を引き起こす[1)3)]．さらに，LTPやLTDの神経可塑性の変化も認められており，単回処置に比較してより広範囲で長期持続的な障害が依存性薬物の反復使用により惹起される．

1. 中型有棘神経細胞

依存性薬物の摂取により側坐核を含む線条体でドパミンが大量に放出され，さまざまな神経細胞が活性化もし

NAGAI Taku, KAIBUCHI Kozo, YAMADA Kiyofumi/＊名古屋大学大学院医学系研究科医療薬学・附属病院薬剤部，＊＊名古屋大学大学院医学系研究科神経情報薬理学

くは抑制される．線条体には投射神経である中型有棘神経細胞（medium spiny neurons：MSNs）および介在神経細胞が存在し，これらの神経細胞の約90％はMSNsで占められている[4]．MSNsはGABA作動性の抑制性神経であり，ドパミンD_1受容体（D_1R）を発現する中型有棘神経細胞（D_1R-MSNs）とドパミンD_2受容体（D_2R）を発現するD_2R-MSNsの異なる2種類の神経細胞が存在する[5]．また，D_1R-MSNsは，ムスカリンM_4受容体，ダイノルフィンおよびサブスタンスPを共発現している．D_2R-MSNsは，アデノシンA_{2A}受容体，エンケファリンおよびニューロテンシンを共発現している[6]．線条体を起始核とするD_1R-MSNsおよびD_2R-MSNsは，特徴的な神経軸索の投射パターンを示す．尾状核を含む背側線条体において，D_1R-MSNsは黒質網様部へ直接軸索を投射しているのに対して，D_2R-MSNsは外側淡蒼球を経由して黒質網様部に情報を出力している．このことから，D_1R-MSNsは直接路，D_2R-MSNsは間接路ともよばれる[5]．一方，側坐核を含む腹側線条体では，D_1R-MSNsが腹側淡蒼球および中脳（黒質および腹側被蓋野）へ投射し，D_2R-MSNsは腹側淡蒼球に軸索を投射している[4]．したがって，線条体の腹側部と背側部では大脳基底核を構成する神経回路が大きく異なる．

　MSNsは大脳皮質，扁桃体および海馬などからグルタミン酸作動性神経の支配を受けており[7]，この興奮性入力に対するMSNsの反応性はドパミンにより調節される．ドパミンは，D_1R-MSNsの興奮性を増加させ，D_2R-MSNsの興奮性を逆に低下させる[4][7]．したがって，線条体の細胞外ドパミン濃度が低い静止状態ではD_2R-MSNsが優位であり，コカインのような依存性薬物の摂取により細胞外ドパミン濃度が高くなるとD_1R-MSNsが活性化してD_2R-MSNsよりも優位になると考えられる．実際に，マウスを用いた*in vivo*カルシウムイメージング研究では，コカインの単回投与により細胞内カルシウムイオン濃度がD_1R-MSNsで増加し，D_2R-MSNsで減少することが報告されている[8]．また，報酬学習やコカインに対する薬物反応性などの報酬関連行動はD_1R-MSNsを介した神経回路が重要であることが示されている[9]．

2．プロテインキナーゼAの制御機構

　MSNsではドパミン受容体が高発現しており，樹状突起，スパインおよび細胞体などに幅広く分布する[10]．D_1Rは，G_{olf}に共役してアデニール酸シクラーゼを介してcAMPの産生を亢進する．G_iに共役するD_2Rは，アデニール酸シクラーゼを介してcAMP産生を抑制する．cAMP量の増加により，さまざまな下流シグナルが細胞内で活性化される．プロテインキナーゼA（PKA）はcAMP反応性のリン酸化酵素であり，2個の触媒サブユニットと2個の調節サブユニットにより構成されている[11]．cAMPは，触媒ユニットと調節ユニットの解離を引き起こしてPKAを活性化する．一方，cAMPの加水分解はサイクリックヌクレオチドホスホジエステラーゼ（PDE）が担っており，PDEによる細胞内cAMP量の減少はアデニール酸シクラーゼの作用と拮抗する[12]．PDEの酵素活性はPKAにより制御され，PDE4 Ser133のリン酸化はcAMPの分解を促進するネガティブフィードバック機構として作用する[13]．また，cAMP/PKAを調節する因子としてcyclin dependent kinase 5（Cdk5）があり，32-kDa dopamine and cAMP-regulated phospho-protein（DARPP-32）Thr75のリン酸化を介してPKAの活性を抑制する[14]．近年，Cdk5によるPDE4 Ser145のリン酸化が，cAMP/PKAシグナルのホメオスタシスを制御することも明らかにされている[15]．したがって，cAMP/PKAシグナルの活性は，MSNsの細胞内情報伝達経路の特異性および恒常性を維持するために厳密にコントロールされている（**図1**）．

　哺乳類のPKAは，調節サブユニットの相違により1型と2型のサブファミリーに大別される．PKA1型を構成するRIα/βサブユニットは，主にMSNsの細胞体に局在し，樹状突起や細胞体表面で産生されたcAMPに反応してcAMP response element binding protein（CREB）やDARPP-32をリン酸化することにより，細胞体でPKA依存的なシグナルを亢進させる[14][16]．PKA2型を構成するRIIβサブユニットは，樹状突起に局在しており[17]，RIIβサブユニット遺伝子欠損マウスは多動を示す[18]．PKAシグナルの特異性および親和性は，A kinase anchoring proteins（AKAPs）によっても制御される．

特集◆依存の生物学

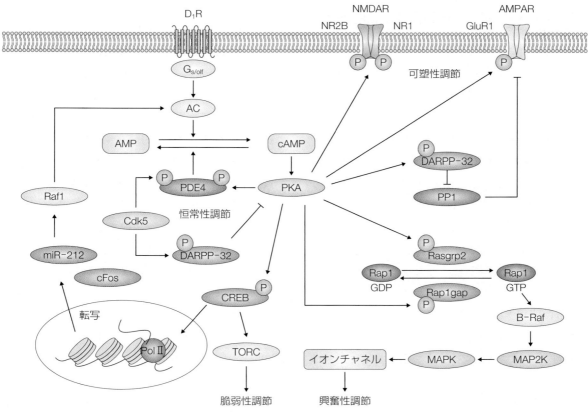

図1. ドパミンによって制御される細胞内シグナル分子
依存性薬物の摂取により細胞外に遊離したドパミンは，D₁受容体を刺激して中型有棘細胞のPKAを活性化させる．PKAの活性化に伴う細胞内シグナル伝達の変化が，薬物依存症の病態に関与する中型有棘細胞の機能を変化させると考えられる．

AKAPsはRIIβサブユニットに結合することによりPKA2型の細胞内局在を規定するアンカー蛋白質である[17]．RIIβサブユニット結合ドメインを欠損したAKAP5変異マウスは，餌報酬を伴う強化学習の障害を呈する[17]．AKAPsの他にもRIIβサブユニットの細胞内局在を決定する因子としてLrrk2があり，D₁R刺激に対してPKA活性を負に制御することが報告されている[19]．興味深いことに，Lrrk2はPKAを介してシナプス形成やアクチン骨格制御因子であるコフィリンのリン酸化に関与している[19]．したがって，樹状突起に存在するD₁Rの刺激はPKA2型を介して局所的な基質のリン酸化を亢進し，ポストシナプスでの機能変化をもたらすと考えられる．また，樹状突起で産生されたcAMPは細胞体へ拡散してPKAを活性化することが示されていることから[20)21)]．樹状突起に存在するD₁Rの刺激が持続した場合には，PKA1型を活性化する可能性がある．このように，MSNsでは，PKAの下流に存在するシグナル伝達経路の選択性が，空間的なcAMPレベルの変化とPKAサブタイプの相違によって制御されていると推測される．

D₁R-MSNsおよびD₂R-MSNsにおけるPKAの活性変化については，Förster resonance energy transfer (FRET) バイオセンサーを発現させたトランスジェニックマウスを用いた *in vivo* イメージング研究が実施されている[22]．この報告では，コカイン投与によってD₁R-MSNではPKAの活性が増加し，D₂R-MSNでは逆に低下することが示されている[22]．また，マウスの四肢に床面から電気ショックを与えた嫌悪刺激では，PKAの活性がD₂R-MSNsで増加し，PKAの活性低下がD₁R-MSNで観察されることから[22)23)]，報酬刺激および嫌悪刺激によるPKAの活性変化はD₁R-MSNsとD₂R-MSNsとの間で相互に調節されている．

3．PKAによるMSNsの興奮性と脳内報酬系の制御

PKAの活性化はMSNsの興奮性および報酬関連行動に関係していることから，ドパミンはD₁R-MSNsの興奮性を高め，D₂R-MSNsの興奮性を抑制すると考えられている[24)25)]．たとえば，線条体スライス標本にドパミンを添加すると発火頻度が増加し，ドパミンによる興奮性の増加作用はPKA阻害剤Rp-cAMPSにより抑制されることが電気生理学的実験で示されている[24)]．また，行動薬理学的解析において，側坐核にPKA刺激薬Sp-cAMPSを注入したラットではコカインの自己投与行動が増加し，Rp-cAMPSを側坐核に注入したラットではコカインの自己投与行動が逆に減少する[25)]．しかしながら，これらの報告は薬理学的な実験であるためにD₁R-MSNsとD₂R-MSNsの特異性が乏しく，MSNsの機能を個別に評価するレベルにまで至っていない．したがって，ドパミンによるPKAの活性化がD₁R-MSNsの興奮性や報酬関連行動を亢進するのかどうかは不明であり，そのメカニズムもよくわかっていない．この問題を解決するために，側坐核のD₁R-MSNs特異的にPKAの活性を操作できるモデルマウスが開発されている[26)]．具体的には，Creリコンビナーゼ依存的にPKA触媒ユニットの野生型または恒常活性型変異体遺伝子を発現するアデノ随伴ウイルス（AAV）を作成し，D₁Rプロモーターの下流でCreリコンビナーゼを発現するDrd1a-Creトランスジェニックマウスの側坐核に注入したモデルマウスである．AAVを注入した3週間後に，マウスの側坐核D₁R-MSNsをパッチクランプして電流注入による発火頻度を測定すると，コントロールのD₁R-MSNsと比較して，恒常活性型PKAを発現するD₁R-MSNsの発火頻度が顕著に増加する[26)]．さらに，恒常活性型PKA発現マウスのコカイン投与による場所嗜好性は野生型マウスに比較して有意に増加する．これらの結果は，側坐核のD₁R-MSNsにおけるPKAの活性化が細胞の興奮性およびコカインの報酬効果を制御していることを示している．

4．ドパミンシグナルとグルタミン酸受容体

PKAのリン酸化基質としてDARPP-32，AMPA受容体GluR1サブユニットおよびNMDA受容体NR1サブユニットなどが同定されている[14)27)28)]．PKAによるDARPP-32 Thr34のリン酸化はserine/threonine protein phosphatase-1の活性低下を誘発し，脱リン酸化反応を阻害することでPKA依存的なシグナル伝達の作用時間を延長する[14)16)]．ドパミン刺激によるPKAの活性化はGluR1サブユニットSer845のリン酸化を促進し，AMPA受容体電流の振幅を増大させる[27)]．DARPP-32遺伝子欠損マウスではGluR1のリン酸化に対するドパミンや精神刺激薬の作用が減弱する[27)]．また，PKAの活性化はNMDA受容体依存的な興奮性シナプス後電流（excitatory postsynaptic current：EPSC）の振幅を増大させる．これはPKAがNR1サブユニットSer897をリン酸化してNMDA受容体のシナプス膜への局在を亢進させるためであると考えられている[29)]．PKAに加えてPKCによるNR1サブユニットSer896のリン酸化もNMDA受容体の細胞膜への移動に必要であることが示されている[30)31)]．近年では，PKAはドパミンD₁/D₅受容体の下流でNR2BサブユニットSer1166をリン酸化することが報告されている[32)]．NMDA受容体活性化に伴う細胞内Ca^{2+}の増加はPKA阻害薬により抑制される[33)]．ドパミン刺激により誘発されるグルタミン酸受容体の活性化は，MSNsのスパインの形態変化やLTPなどの神経可塑性に重要な役割を果たしていることが示されており[34)35)]，依存性薬物による強化学習に関与していると推測される（**図1**）．

5．ドパミンシグナルと転写関連因子

PKAを起点とする細胞内シグナルが転写因子を介した遺伝子発現を増加させることはよく知られている[36)]．たとえば，PKAによるCREB Ser133のリン酸化は二量体を形成して標的遺伝子のCREに結合する．アンフェタミンを投与した野生型マウスでは，CREBのリン酸化亢進やcFosの発現増加が認められるが，ドミナントネガティブ型PKA RIαサブユニットをMSNs特異的に発現させたマウスでは，アンフェタミン投与によるCREBのリン酸化亢進やcFosの発現増加が認められないことから[37)]，PKA1型は遺伝子発現調節に関与していると考えられる．PKA-CREB経路を介した遺伝子発現変化は

コカインの報酬効果を抑制する生体恒常性維持機構に関与していることが示唆されている[38]．microRNAは，複数のmRNA配列に部分相補的に結合し，mRNAの翻訳反応を物理的に阻害することで，さまざまな遺伝子発現を抑制する機能性核酸である．興味深いことに，コカイン摂取したラットの線条体ではmiR-212とよばれるmicroRNAの発現が増加することが報告されている[39]．コカインの摂取により増加したmiR-212は，Raf1活性を負に制御するSPRED1の発現抑制を介してRaf1を活性化する．Raf1はアデニール酸シクラーゼを刺激してCREBのリン酸化と，それに続くCREBとtransducer of regulated CREB（TORC）との複合体形成を促進することでコカイン探索行動を抑制する．したがって，miR-212シグナル伝達はコカイン嗜癖に対する脆弱性を決定する主要な役割を担っていると考えられる（**図1**）．また，TORCはCREBのコアクチベーターであり，microtubule affinity-regulating kinase 2（MARK2），AMP-activated protein kinase（AMPK），salt-inducible kinase 2（SIK2），mitogen-activated protein kinase 1（MAPK1）によってリン酸化されることが知られていることから[40][41]，コカインの複雑な作用を制御する新しい転写関連因子シグナルの機能が明らかにされるかもしれない．

6．ドパミンシグナルと新規シグナル分子の探索

われわれはリン酸化蛋白質の網羅的な解析方法（<u>ki</u>nase-<u>o</u>riented <u>s</u>ubstrate <u>s</u>creening, KiOSS）を新たに開発し，マウスの線条体スライス標本を用いた解析により，D_1Rの下流に存在するPKAのリン酸化基質として100種類以上の蛋白質とそのリン酸化部位を同定している[26]．得られたデータをもとにパスウェイ解析を行い，Rap1シグナルを含めて数種類のシグナル伝達経路を有力な候補として発見している．Rap1シグナル経路に含まれるPKAの基質には，Rap1活性化因子であるRasgrp2とRap1不活性化因子であるRap1gapが存在し，ドパミンはPKAを介してRasgrp2 Ser116，117，554および586をリン酸化すること，Rasgrp2のリン酸化はRap1の活性化に必要であることが示されている[26]．さらに，コカインを投与したマウスでは，線条体の一部を構成する側坐核のD_1R-MSNsでRasgrp2のリン酸化が増加し，Rap1の活性化も観察されている[26]．側坐核のD_1R-細胞で特異的にRap1が欠損しているマウスでは，D_1R-MSNsの興奮性とコカイン誘発性場所嗜好性が減少することから，Rap1はコカインの報酬シグナルを担う重要なシグナル伝達経路として機能していると考えられる[26]（**図1**）．

おわりに

本稿では依存性薬物の報酬効果を担うドパミンの下流で機能しているシグナル分子について概説した．プロテオミクス解析の発展によって約18万個の蛋白質リン酸化部位がこれまでに同定されている[42]〜[44]．ヒトのリン酸化酵素は約500種類存在していることを踏まえると，1種類のリン酸化酵素が約400箇所の蛋白質リン酸化を担っていると推定される．しかし，大半のリン酸化酵素について推定される数のリン酸化部位を同定するに至っていないのが現状である．また，依存性薬物の長期使用に伴う遺伝子発現を介したシグナルも考慮すると，薬物依存症は複雑な病態であると言って過言ではない．今後，さまざまな研究技術の発展により薬物依存症の病態メカニズムが解明されることを期待する．

文献

1) Lüscher C, Malenka RC：Drug-evoked synaptic plasticity in addiction：from molecular changes to circuit remodeling. *Neuron* **69**：650-663, 2011
2) Saal D, Dong Y, Bonci A *et al*：Drugs of abuse and stress trigger a common synaptic adaptation in dopamine neurons. *Neuron* **37**：577-582, 2003
3) Russo SJ, Dietz DM, Dumitriu D *et al*：The addicted synapse：mechanisms of synaptic and structural plasticity in nucleus accumbens. *Trends Neurosciences* **33**：267-276, 2010
4) Smith RJ, Lobo MK, Spencer S *et al*：Cocaine-induced adaptations in D1 and D2 accumbens projection neurons（a dichotomy not necessarily synonymous with direct and indirect pathways）. *Curr Opin Neurobiol* **23**：546-552, 2013
5) Surmeier DJ, Ding J, Day M *et al*：D1 and D2 dopamine-receptor modulation of striatal glutamatergic sig-

naling in striatal medium spiny neurons. *Trends Neurosciences* **30**：228-235, 2007

6) Gerfen CR, Surmeier DJ：Modulation of striatal projection systems by dopamine. *Annu Rev Neurosci* **34**：441-466, 2011

7) Britt JP, Benalioud F, McDevitt RA *et al*：Synaptic and behavioral profile of multiple glutamatergic inputs to the nucleus accumbens. *Neuron* **76**：790-803, 2012

8) Luo Z, Volkow ND, Heintz N *et al*：Acute cocaine induces fast activation of D1 receptor and progressive deactivation of D2 receptor striatal neurons：in vivo optical microprobe [Ca^{2+}] i imaging. *J Neurosci* **31**：13180-13190, 2011

9) Hikida T, Kimura K, Wada N *et al*：Distinct roles of synaptic transmission in direct and indirect striatal pathways to reward and aversive behavior. *Neuron* **66**：896-907, 2010

10) Uchigashima M, Ohtsuka T, Kobayashi K *et al*：Dopamine synapse is a neuroligin-2-mediated contact between dopaminergic presynaptic and GABAergic postsynaptic structures. *Proc Natl Acad Sci* **113**：4206-4211, 2016

11) Turnham RE, Scott JD：Protein kinase A catalytic subunit isoform PRKACA：History, function and physiology. *Gene* **577**：101-108, 2016

12) Conti M, Beavo J：Biochemistry and physiology of cyclic nucleotide phosphodiesterases：essential components in cyclic nucleotide signaling. *Annu Rev Biochem* **76**：481-511, 2007

13) MacKenzie SJ, Baillie GS, McPhee I *et al*：Long PDE4 cAMP specific phosphodiesterases are activated by protein kinase A-mediated phosphorylation of a single serine residue in Upstream Conserved Region 1 (UCR1). *Br J Pharmacol* **136**：421-433, 2002

14) Nishi A, Kuroiwa M, Shuto T：Mechanisms for the modulation of dopamine D$_1$ receptor signaling in striatal neurons. *Front Neuroanat* **5**：43, 2011

15) Plattner F, Hayashi K, Hernandez A *et al*：The role of ventral striatal cAMP signaling in stress-induced behaviors. *Nat Neurosci* **18**：1094-1100, 2015

16) Castro LR, Brito M, Guiot E *et al*：Striatal neurones have a specific ability to respond to phasic dopamine release. *J Physiology* **591**：3197-3214, 2013

17) Weisenhaus M, Allen ML, Yang L *et al*：Mutations in AKAP5 disrupt dendritic signaling complexes and lead to electrophysiological and behavioral phenotypes in mice. *PloS One* **5**：e10325, 2010

18) Zheng R, Yang L, Sikorski MA *et al*：Deficiency of the RIIbeta subunit of PKA affects locomotor activity and

energy homeostasis in distinct neuronal populations. *Proc Natl Acad Sci U S A* **110**：E1631-E1640, 2013

19) Parisiadou L, Yu J, Sgobio C *et al*：LRRK2 regulates synaptogenesis and dopamine receptor activation through modulation of PKA activity. *Nat Neurosci* **17**：367-376, 2014

20) Bacskai BJ, Hochner B, Mahaut-Smith M *et al*：Spatially resolved dynamics of cAMP and protein kinase A subunits in Aplysia sensory neurons. *Science* **260**：222-226, 1993

21) Nikolaev VO, Bünemann M, Hein L *et al*：Novel single chain cAMP sensors for receptor-induced signal propagation. *J Biol Chem* **279**：37215-37218, 2004

22) Goto A, Nakahara I, Yamaguchi T *et al*：Circuit-dependent striatal PKA and ERK signaling underlies rapid behavioral shift in mating reaction of male mice. *Proc Natl Acad Sci U S A* **112**：6718-6723, 2015

23) Yamaguchi T, Goto A, Nakahara I *et al*：Role of PKA signaling in D2 receptor-expressing neurons in the core of the nucleus accumbens in aversive learning. *Proc Natl Acad Sci U S A* **112**：11383-11388, 2015

24) Hopf FW, Cascini MG, Gordon AS *et al*：Cooperative activation of dopamine D1 and D2 receptors increases spike firing of nucleus accumbens neurons via G-protein betagamma subunits. *J Neurosci* **23**：5079-5087, 2003

25) Self DW, Genova LM, Hope BT *et al*：Involvement of cAMP-dependent protein kinase in the nucleus accumbens in cocaine self-administration and relapse of cocaine-seeking behavior. *J Neurosci* **18**：1848-1859, 1998

26) Nagai T, Nakamuta S, Kuroda K *et al*：Phosphoproteomics of the dopamine pathway enables discovery of Rap1 activation as a reward signal in vivo. *Neuron* **89**：550-565, 2016

27) Snyder GL, Allen PB, Fienberg AA *et al*：Regulation of phosphorylation of the GluR1 AMPA receptor in the neostriatum by dopamine and psychostimulants in vivo. *J Neurosci* **20**：4480-4488, 2000

28) Hallett PJ, Spoelgen R, Hyman BT *et al*：Dopamine D1 activation potentiates striatal NMDA receptors by tyrosine phosphorylation-dependent subunit trafficking. *J Neurosci* **26**：4690-4700, 2006

29) Crump FT, Dillman KS, Craig AM：cAMP-dependent protein kinase mediates activity-regulated synaptic targeting of NMDA receptors. *J Neurosci* **21**：5079-5088, 2001

30) Scott DB, Blanpied TA, Swanson GT *et al*：An NMDA receptor ER retention signal regulated by phosphoryla-

tion and alternative splicing. *J Neurosci* **21**：3063-3072, 2001

31）Scott DB, Blanpied TA, Ehlers MD：Coordinated PKA and PKC phosphorylation suppresses RXR-mediated ER retention and regulates the surface delivery of NMDA receptors. *Neuropharmacology* **45**：755-767, 2003

32）Murphy JA, Stein IS, Lau CG *et al*：Phosphorylation of Ser1166 on GluN2B by PKA is critical to synaptic NMDA receptor function and Ca^{2+} signaling in spines. *J Neurosci* **34**：869-879, 2014

33）Skeberdis VA, Chevaleyre V, Lau CG *et al*：Protein kinase A regulates calcium permeability of NMDA receptors. *Nat Neurosci* **9**：501-510, 2006

34）Shen W, Flajolet M, Greengard P *et al*：Dichotomous dopaminergic control of striatal synaptic plasticity. *Science* **321**：848-851, 2008

35）Yagishita S, Hayashi-Takagi A, Ellis-Davies GC *et al*：A critical time window for dopamine actions on the structural plasticity of dendritic spines. *Science* **345**：1616-1620, 2014

36）Robison AJ, Nestler EJ：Transcriptional and epigenetic mechanisms of addiction. *Nat Rev Neurosci* **12**：623-637, 2011

37）Yang L, Gilbert ML, Zheng R *et al*：Selective expression of a dominant-negative type I*α* PKA regulatory sub-

unit in striatal medium spiny neurons impairs gene expression and leads to reduced feeding and locomotor activity. *J Neurosci* **34**：4896-4904, 2014

38）Dinieri JA, Nemeth CL, Parsegian A *et al*：Altered sensitivity to rewarding and aversive drugs in mice with inducible disruption of cAMP response element-binding protein function within the nucleus accumbens. *J Neurosci* **29**：1855-1859, 2009

39）Hollander JA, Im HI, Amelio AL *et al*：Striatal microRNA controls cocaine intake through CREB signalling. *Nature* **466**：197-202, 2010

40）Nonaka M, Kim R, Fukushima H *et al*：Region-specific activation of CRTC1-CREB signaling mediates long-term fear memory. *Neuron* **84**：92-106, 2014

41）Amano M, Hamaguchi T, Shohag MH *et al*：Kinase-interacting substrate screening is a novel method to identify kinase substrates. *J Cell Biology* **209**：895-912, 2015

42）Dephoure N, Zhou C, Villén J *et al*：A quantitative atlas of mitotic phosphorylation. *Proc Natl Acad Sci U S A* **105**：10762-10767, 2008

43）Olsen JV, Vermeulen M, Santamaria A *et al*：Quantitative phosphoproteomics reveals widespread full phosphorylation site occupancy during mitosis. *Science signaling* **3**：ra3, 2010

44）PhosphoSitePlus：http://www.phosphosite.org/

特集 依存の生物学

依存症における一細胞レベルでの変化

芝﨑真裕*　森　友久*　葛巻直子*　成田　年*

KEY WORDS

・一細胞解析
・不均一性
・腹側被蓋野
・ドパミン神経

SUMMARY

多くの依存性薬物は，中脳辺縁ドパミン神経に作用し，薬物依存を引き起こすと考えられているが，その機序解明には細胞集団の不均一で複雑なダイナミクスを一細胞レベルで解析する必要があると考えられるようになってきている．近年，次世代シーケンス技術の進歩により，ゲノムやエピゲノム，トランスクリプトームなどの包括的かつ網羅的な情報を一細胞レベルで取得することが可能となった．本稿では，細胞集団の不均一性の概念と一細胞解析技術を紹介し，依存症における新しい方向性を議論する．

はじめに

　覚せい剤，コカイン，オピオイドなど依存性薬物は，報酬系とよばれる神経に作用し，その脳機能を変化させ薬物依存を引き起こすと考えられている．一般に報酬系は腹側被蓋野から側坐核へ投射するドパミン神経であり，依存性薬物はドパミン神経を活性化させるが，近年，この腹側被蓋野に存在する細胞体群のうち依存性薬物に特異的に反応する細胞，いわゆる "On cell" があるのではないかと考えられるようになった．ドパミン神経系の活性化時に認められる行動変容は，ドパミン神経細胞体群の均一の特性ではなくさまざまな特性をもつ細胞により構成されるいわゆる不均一性により統合されていると考えられる．したがって，依存症についても細胞ごとの解析による機能解析をする必要があると考えられる．そこで本稿ではこれまで明らかにしてきた薬物依存における依存症における細胞レベルでの変化について，最新の

知見を踏まえ紹介する．

1．ドパミン関連行動の異質性

　薬物依存症において腹側被蓋野から側坐核に投射するドパミン神経が重要な役割を果たすことが明らかとなっているが，この腹側被蓋野領域に存在するドパミン神経を構成する細胞が，さまざまな特性を有することが報告されている[1]．ドパミン神経は，正および負の強化，意思決定，作業記憶，インセンティブ顕著性，刺激顕著性および嫌悪感に関与する[2]~[7]．この行動の異質性は，腹側被蓋野からのドパミン神経およびそれらが接続する脳内ネットワークの多様な表現型の特徴に反映されると考えられている．ドパミン神経の活性化は，種々の脳領域ならびに局所的な γ-aminobutyric acid（GABA）神経およびグルタミン酸神経からの入力によって調節されることが知られている．さらに，GABA神経およびグルタミン酸神経は，このような局所的な神経投射だけでなくさ

SHIBASAKI Masahiro, MORI Tomohisa, KUZUMAKI Naoko, NARITA Minoru/＊星薬科大学薬理学教室

まざまな脳領域へ神経投射しており，腹側被蓋野のタイプの異なる神経細胞がどのように局所レベルで情報を統合し，それを標的部位に伝達するかについて明らかにするには，腹側被蓋野における細胞の構成および特性を決定する必要がある．現在，この腹側被蓋野の細胞のサブポピュレーションとの神経機構を同定するために，改変されたウイルストランスシナプストレースが利用されている．さらに，トランスジェニックマウスを用いた光遺伝学的アプローチは，報酬，嫌悪，モチベーションおよび学習において，腹側被蓋野の細胞がそれぞれ異なる役割を果たすことが明らかになっている[8]~[17]．これらの研究は，腹側被蓋野の異なる機能が，異なるニューロンネットワークに関連するドパミン神経の多様な亜集団によって媒介されることを示唆している（図1）．また，腹側被蓋野のGABA神経およびグルタミン酸神経のいくつかの亜集団は，ドパミン神経とは独立して動機付け行動を引き起こすことが明らかにされている[1]．

このように，腹側被蓋野の細胞の主要な集団は，ドパミン，GABAまたはグルタミン酸を放出することによって情報を送るが，いくつかの腹側被蓋野に存在する神経細胞は，同一の神経終末からドパミンとグルタミン酸を共放出することが報告されている[18]．また，他にも同一の軸索末端からグルタミン酸およびGABA[19]，またはドパミンおよびGABAを共放出することが明らかになっている[13]．これまでに，いくつかの遺伝子操作を用いて腹側被蓋野におけるドパミンおよびグルタミン酸放出ニューロンや，tyrosine hydroxylase（TH）およびglutamate decarboxylase（GAD）発現ニューロン，グルタミン酸およびGABA放出ニューロンの行動における役割が検討されている．Dopamine transporters（DAT）を発現するニューロンにおいてvesicular glutamate transporter 2（VGLUT2）を枯渇させた条件付きノックアウトマウスでは，アンフェタミン[20]またはコカイン[21]の単回投与に対して，自発運動の低下を示した．さらに，VGLUT2を枯渇させた条件付きノックアウトマウスは，高ショ糖食および静脈内コカイン投与の両方のオペラント自己投与を強化し，コカイン応答性を増加させる[22]．また，内側前頭前皮質（medial prefrontal cortex：mPFC）に投射するドパミンおよびグルタミン酸放出ニューロンの行動への影響についても検討が行われている[15]．外側手綱核（lateral habenula：LHb）では，腹側被蓋野のTHおよびGAD発現神経はドパミンを放出しないが，GABAを放出する[8]．このGABAの遊離は報酬効果を引き起こし，LHbにおけるグルタミン酸作動性神経上のポストシナプスでのGABA$_A$受容体を活性化する．一方，腹側被蓋野におけるTHを発現する神経からの側坐核におけるGABAの遊離量の減少は，動機付けを高めることが報告されている[13]．さらに別の報告では，ドパミン神経においてGABA合成酵素であるグルタミン酸デカルボキシラーゼGAD65およびGAD67以外の経路として，aldehyde dehydrogenase 1a1（ALDH1a1）を介したGABA合成経路が存在することが明らかにされている[23]．ALDHはアルコールの代謝にかかわることから，ALDH1a1の減少はGABA合成の低下を引き起こし，アルコール消費および嗜好性の増加につながることが報告されている[23]．このように，ドパミン神経におけるGABAの合成および共放出はドパミン神経機能に大きくかかわると考えられる．

2．細胞体群の不均一性と検出法

このような背景から，薬物依存の研究を含む脳研究の領域では，関連する神経細胞体群の中でその薬物に応答し，活性化する細胞の特性を詳細に解析する必要がある．最近まで，行動解析における神経活性の因果的役割を評価するための方法は，遺伝子改変による恒常的な神経変性，テトロドトキシンのような神経毒を使用する可逆的不活性化，選択的受容体アンタゴニストやアゴニストなどが使用されてきた．しかしながら，これらの方法は，行動の活性化状態にかかわらず，すべての神経に対し非特異的な作用により標的以外の神経活性に影響を及ぼしているであろうことは容易に想像できる．このように，従来の方法では，行動を媒介する活性化神経細胞体群内の分子および電気生理学的変化を特徴づけることは不可能であった．現在までに，活性化Fos発現ニューロン[24]およびFos-GFP（緑色蛍光蛋白質）ラット[25]のDaun02不活性化法[26]によるfluorescence activated cell sorting（FACS）を用いた活性化神経細胞の特定が報告されている．これは，Daun02とよばれる抗がん剤であ

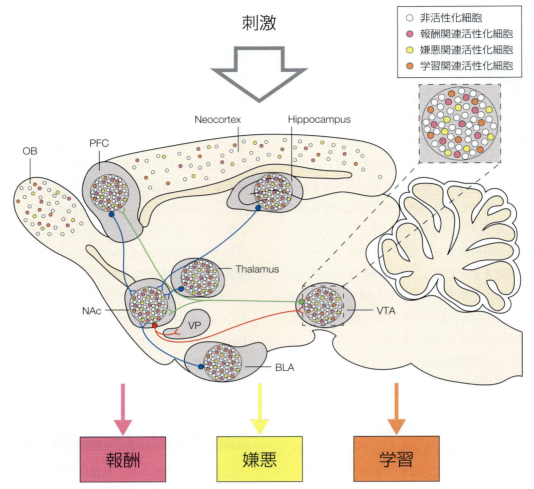

図 1. ドパミン関連行動の異質性
ドパミン神経系の活性化時に認められる行動変容は，ドパミン神経細胞体群の均一の特性ではなくさまざまな特性をもつ細胞により構成されるいわゆる不均一性により統合されている．報酬，嫌悪，学習において，腹側被蓋野の細胞がそれぞれ異なる役割を果たす．（青線：グルタミン酸神経系，赤線：GABA神経系，緑線：ドパミン神経系）（NAc：nucleus accumbens, BLA：basolateral amygdala, PFC：prefrontal cortex, OB：olfactory bulb, VTA：ventral tegmental area, VP：ventral pallidum）

（Cruz FC *et al*, 2013[33]より改変引用）

る daunorubicin の prodrug を投与することにより，β-galactosidase を発現している細胞内でのみ Daun02 が daunorubicin に変換され，Fos 発現細胞のみを選択的に活動抑制できる方法である．また，cAMP-responsive element binding protein（CREB）過剰発現ニューロンおよび Fos-tTA（tetracycline transactivator）マウスの不活性化を用いた方法により，恐怖条件づけしたマウスにおける神経細胞体群の役割が明らかにされている[27)〜30)]．これらの Fos 遺伝子プロモーターに依存した方法は，強く活性化されたニューロンの活性を特異的に抑制する方法である．筆者らは cFos-eNpHR（enhanced Natronomonas pharaonis halorhodopsin）マウスや cFos-TetTag マウス，cFos-TRAP マウスなどを用いて，methamphetamine（METH）による活性化細胞の役割について検討したところ，METH により認められる行動変容は，側坐核におけるドパミン D_1-受容体を含有する特定の中型有棘神経細胞と関連していることを見出している．

特集◆依存の生物学

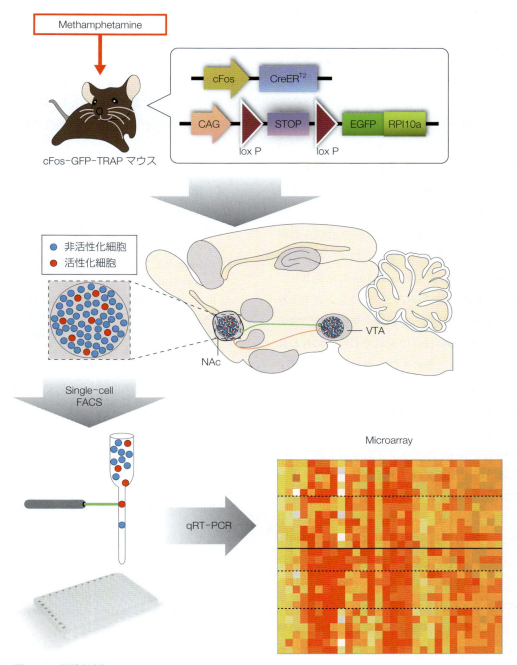

図 2. 一細胞解析
　一細胞解析の一例を示す．cFos-GFP-TRAP マウスから methamphetamine-activated ON cell 由来のリボソーム-GFP 融合蛋白質（GFP-Rpl10）を FACS ソーティングにより採取し，ハイスループットな RNA 網羅解析を行うことにより，薬物依存に関わる活性化細胞の特性を解析．

（Poulin JF et al, 2014[32] より引用）

3．一細胞解析

　細胞を単なる集団機能としてではなく，それぞれ高い情報能や応答性を有する生命体分子として単一細胞レベルでの解析が注目されている．すなわち，一細胞レベルでゲノム配列の決定や RNA 解析を行うことで，細胞集団の平均的な解析ではなく，上述のような細胞集団における不均一性について，個々の細胞の解析をする必要性

がある．このように，一細胞を用いてゲノム変異解析やトランスクリプトーム解析，エピゲノム解析により，病態の本質を解明できるようになってきた．シングルセル単離法には，フローサイトメトリーを始め磁気細胞分離法（MACS）やレーザーキャプチャーマイクロダイセクション，マイクロドロップレットやレーザーピンセットなどいくつか方法があり，数年来の次世代シーケンス技術の進歩により，ゲノム，エピゲノム，トランスクリプトームなどの包括的生命情報を一細胞レベルで取得することが可能となった．さらに，2012年に米国のフリューダイム社がC1システムを開発し，一細胞のcDNA自動合成装置を販売し，その後，マイクロドロップレットを使った10x Genomics社によるChromiumも発売され，処理できる検体数も飛躍的に伸びた．このシングルセル解析は，がん研究や免疫研究，幹細胞・発生研究で精力的に行われているが，神経科学の領域でも盛んに行われるようになってきており，その不均一性の特性を解析することにより薬物依存症の本質に迫れると考えられる．

上述のように，脳神経は多種多様な神経によりネットワークを構築しており，シングルセルオミクス解析などによる個々の細胞のプロファイリングが重要である．最近の脳皮質単細胞の遺伝子プロファイリングでは，この領域で唯一Chondrolectinを発現するSst-Chodlニューロンとよばれる新しい介在ニューロンが報告された[31]．また，パーキンソン病においては，黒質の腹側に発現するSox6とAldh1a1を同時発現する特定のドパミン神経は，パーキンソン病の動物モデルにおいて最も脆弱性の高い細胞集団であると報告されている[32]．このように，一細胞解析を用いたドパミン神経を対象とした疾患の特性は，徐々に明らかになってきているが，薬物依存についてはいまだほとんど明らかとなっておらず，今後明らかになってくるものと期待される（**図2**）．

おわりに

麻薬，覚せい剤，有機溶剤，大麻などの薬物乱用は，人類が抱える深刻な社会問題の一つである．しかしながら，薬物依存形成のメカニズムはいまだ完全に解明されておらず，乱用される薬物の中には作用点すらわかっていないものも数多く存在する．本稿で紹介したように，脳神経細胞体群における不均一性の希少な単一細胞が正確に解析できれば，これまで不可能だった細胞機能解析や各種疾患の診断が可能となる．このような一細胞解析は，薬物依存のみならず種々の精神疾患の病態解明や脳機能解析に重要な意義をもつと推察され，今後，その機能の全貌が明らかになることが期待される．

文献

1) Morales M, Margolis EB : Ventral tegmental area : cellular heterogeneity, connectivity and behaviour. *Nat Rev Neurosci* **18** : 73-85, 2017
2) Adcock RA, Thangavel A, Whitfield-Gabrieli S et al : Reward-motivated learning : mesolimbic activation precedes memory formation. *Neuron* **50** : 507-517, 2006
3) Berridge KC : The debate over dopamine's role in reward : the case for incentive salience. *Psychopharmacology*（*Berl*）**191** : 391-431, 2007
4) Brischoux F, Chakraborty S, Brierley DI et al : Phasic excitation of dopamine neurons in ventral VTA by noxious stimuli. *Proc Natl Acad Sci U S A* **106** : 4894-4899, 2009
5) Bromberg-Martin ES, Matsumoto M, Hikosaka O : Dopamine in motivational control : rewarding, aversive, and alerting. *Neuron* **68** : 815-834, 2010
6) Salamone JD, Correa M : The mysterious motivational functions of mesolimbic dopamine. *Neuron* **76** : 470-485, 2012
7) Schultz W : Getting formal with dopamine and reward. *Neuron* **36** : 241-263, 2002
8) Stamatakis AM, Jennings JH, Ung RL et al : A unique population of ventral tegmental area neurons inhibits the lateral habenula to promote reward. *Neuron* **80** : 1039-1053, 2013
9) Saunders BT, Richard JM, Janak PH : Contemporary approaches to neural circuit manipulation and mapping : focus on reward and addiction. *Philos Trans R Soc Lond B Biol Sci* **370** : 20140210, 2015
10) Tan KR, Yvon C, Turiault M et al : GABA neurons of the VTA drive conditioned place aversion. *Neuron* **73** : 1173-1183, 2012
11) van Zessen R, Phillips JL, Budygin EA et al : Activation of VTA GABA neurons disrupts reward consumption. *Neuron* **73** : 1184-1194, 2012
12) Wang HL, Qi J, Zhang S et al : Rewarding Effects of Optical Stimulation of Ventral Tegmental Area Gluta-

matergic Neurons. *J Neurosci* **35**：15948-15954, 2015

13) Berrios J, Stamatakis AM, Kantak PA *et al*：Loss of UBE3A from TH-expressing neurons suppresses GABA co-release and enhances VTA-NAc optical self-stimulation. *Nat Commun* **7**：10702, 2016

14) Qi J, Zhang S, Wang HL *et al*：VTA glutamatergic inputs to nucleus accumbens drive aversion by acting on GABAergic interneurons. *Nat Neurosci* **19**：725-733, 2016

15) Kabanova A, Pabst M, Lorkowski M *et al*：Function and developmental origin of a mesocortical inhibitory circuit. *Nat Neurosci* **18**：872-882, 2015

16) Cohen JY, Haesler S, Vong L *et al*：Neuron-type-specific signals for reward and punishment in the ventral tegmental area. *Nature* **482**：85-88, 2012

17) Root DH, Mejias-Aponte CA, Qi J *et al*：Role of glutamatergic projections from ventral tegmental area to lateral habenula in aversive conditioning. *J Neurosci* **34**：13906-13910, 2014

18) Zhang S, Qi J, Li X *et al*：Dopaminergic and glutamatergic microdomains in a subset of rodent mesoaccumbens axons. *Nat Neurosci* **18**：386-392, 2015

19) Root DH, Mejias-Aponte CA, Zhang S *et al*：Single rodent mesohabenular axons release glutamate and GABA. *Nat Neurosci* **17**：1543-1551, 2014

20) Birgner C, Nordenankar K, Lundblad M *et al*：VGLUT2 in dopamine neurons is required for psychostimulant-induced behavioral activation. *Proc Natl Acad Sci U S A* **107**：389-394, 2010

21) Hnasko TS, Chuhma N, Zhang H *et al*：Vesicular glutamate transport promotes dopamine storage and glutamate corelease in vivo. *Neuron* **65**：643-656, 2010

22) Alsio J, Nordenankar K, Arvidsson E *et al*：Enhanced sucrose and cocaine self-administration and cue-induced drug seeking after loss of VGLUT2 in midbrain dopamine neurons in mice. *J Neurosci* **31**：12593-12603, 2011

23) Kim JI, Ganesan S, Luo SX *et al*：Aldehyde dehydrogenase 1a1 mediates a GABA synthesis pathway in midbrain dopaminergic neurons. *Science* **350**：102-106, 2015

24) Guez-Barber D, Fanous S, Golden SA *et al*：FACS identifies unique cocaine-induced gene regulation in selectively activated adult striatal neurons. *J Neurosci* **31**：4251-4259, 2011

25) Cifani C, Koya E, Navarre BM *et al*：Medial prefrontal cortex neuronal activation and synaptic alterations after stress-induced reinstatement of palatable food seeking：a study using c-fos-GFP transgenic female rats. *J Neurosci* **32**：8480-8490, 2012

26) Koya E, Golden SA, Harvey BK *et al*：Targeted disruption of cocaine-activated nucleus accumbens neurons prevents context-specific sensitization. *Nat Neurosci* **12**：1069-1073, 2009

27) Zhou Y, Won J, Karlsson MG *et al*：CREB regulates excitability and the allocation of memory to subsets of neurons in the amygdala. *Nat Neurosci* **12**：1438-1443, 2009

28) Liu X, Ramirez S, Pang PT *et al*：Optogenetic stimulation of a hippocampal engram activates fear memory recall. *Nature* **484**：381-385, 2012

29) Han JH, Kushner SA, Yiu AP *et al*：Selective erasure of a fear memory. *Science* **323**：1492-1496, 2009

30) Garner AR, Rowland DC, Hwang SY *et al*：Generation of a synthetic memory trace. *Science* **335**：1513-1516, 2012

31) Tasic B, Menon V, Nguyen TN *et al*：Adult mouse cortical cell taxonomy revealed by single cell transcriptomics. *Nat Neurosci* **19**：335-346, 2016

32) Poulin JF, Zou J, Drouin-Ouellet J *et al*：Defining midbrain dopaminergic neuron diversity by single-cell gene expression profiling. *Cell Rep* **9**：930-943, 2014

33) Cruz FC, Koya E, Guez-Barber DH *et al*：New technologies for examining the role of neuronal ensembles in drug addiction and fear. *Nat Rev Neurosci* **14**：743-754, 2013

連載 注目の研究者 File No. 021

J. Tiago Gonçalves

Assistant Professor
Dominick P. Purpura Department of Neuroscience
Albert Einstein College of Medicine

戸田智久

Laboratory of Genetics,
The Salk Institute for Biological Studies

　脳は最も複雑かつ精緻に構成される臓器であり，その非常に複雑な発達原理・動作機序を理解し，さらに病態原因を解き明かすためには従来の分子生物学・生化学・遺伝学・神経科学・心理学的手法のみならず，コンピューター科学や物理学などのさまざまな分野からのアプローチを用いた多層的な研究が必要となっている．Tiago Gonçalves 博士（**写真**）は物理学のバックグラウンドから，神経細胞の複雑かつ精緻な生物物理的特徴に虜になり，現在 *in vivo* imaging と行動科学を組み合わせた脳動作原理の解明に取り組んでいる．

　Gonçalves 博士は Imperial College London で物理学の学士を取得後，Göttingen Neuroscience graduate program の博士課程に入り，Max Planck Institute for Experimental Medicine の Dr. Walter Stühmer のもとで TIRF 顕微鏡と FRET イメージングをもとにした蛍光顕微鏡技術の開発に従事し，博士号を取得した．当初 Gonçalves 博士は，物理的知識と分子生物学を組み合わせて，イメージングの技術的問題の解決に情熱を燃やしていた．その後，Gonçalves 博士は，University of California LA 校の Dr. Carlos Portera-Cailliau のもとで更なるイメージング技術開発の研鑽を積み，*in vivo* two-photon Ca^{2+} imaging および *in vivo* electrophysiology を用いて，Fragile X syndrome のモデルマウスにおける大脳回路の発達異常を明らかにした[1]．同時に技術開発の観点から，Dr. Katsushi Arisaka との共同研究により，ビーム多重化によって複数の脳領域を同時かつ高速に *in vivo* two-photon imaging できる方法を開発した[2]．この彼自身が開発した技術は，対物レンズを動かすことなく複数領域を同時に観察できるため，脳機能の根幹である，脳領域間における神経活動のインタラクションを計測するのに非常に重要な技術的前進となった．この技術を携えて，Gonçalves 博士はソーク研究所の Dr. Fred Gage の研究室に参画し，マウス海馬歯状回の成体新生

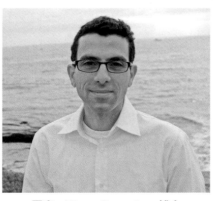

写真．Tiago Gonçalves 博士

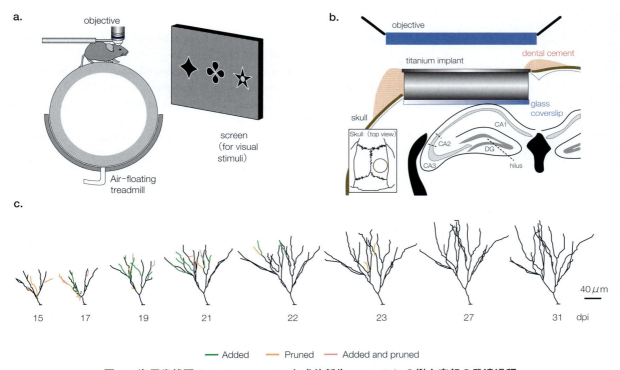

図 1．海馬歯状回の *in vivo* imaging と成体新生ニューロンの樹上突起の発達過程
（Gonçalves JT *et al*, 2016[4] より引用）

ニューロンの発達過程のイメージングに注力する．海馬歯状回は成体の中で数少ないニューロンを生涯にわたって産生する脳領域で，新生されたニューロンは既存の回路に組み込まれ，認知機能に重要な働きをすることが示唆されているが[3]，その動的な発達過程の解析は技術的困難から遅れていた．技術的な一つの問題として海馬は脳表から1.7 mm の深部に位置しており，*in vivo* two photon 顕微鏡をもってしても観察が困難であった．Gonçalves 博士は海馬の背側に覆いかぶさる組織を除去し，ガラス底のチタンカニューレを埋め込む手術法を開発することで海馬歯状回（DG）の *in vivo* imaging を可能にした（**図 1a, b**）[4]．この方法を用いて Gonçalves 博士は成体新生ニューロンの樹上突起の動的な発達過程を経時的 *in vivo* imaging を用いて解析し，樹状突起の分岐の数がホメオスタティックな機構により一定に保たれることを明らかにした（**図 1c**）[4]．さらに，外部刺激が豊富な環境のマウスでは，新生ニューロンの樹状突起の発達が早く進むことを見出し，外部環境の成体新生ニューロン発達への影響の一端を明らかにした[4]．本研究は彼の物理学を背景とした顕微鏡工学の深い知見と神経科学が融合して可能となった研究と言える．2016年より Gonçalves 博士は Albert Einstein College of Medicine の assistant professor に就任し，*in vivo* Ca^{2+} imaging と行動テストを駆使して，成体新生ニューロンの発達と機能特性における神経活動と環境要因の影響を研究しており，今後の更なる発展が期待される．

文　献

1) Gonçalves JT, Anstey JE, Golshani P *et al*：Circuit level defects in the developing neocortex of Fragile X mice. *Nat Neurosci* **16**：903-909, 2013
2) Cheng A, Gonçalves JT, Golshani P *et al*：Simultaneous two-photon calcium imaging at different depths with spatiotemporal multiplexing. *Nat Methods* **8**：139-142, 2011
3) Gonçalves JT, Schafer ST, Gage FH：Adult Neurogenesis in the Hippocampus：From Stem Cells to Behavior. *Cell* **167**：897-914, 2016
4) Gonçalves JT, Bloyd CW, Shtrahman M *et al*：In vivo imaging of dendritic pruning in dentate granule cells. *Nat Neurosci* **19**：788-791, 2016

先端医学社　定期刊行物ご案内

◆血圧に関するup-to-dateな多くの情報を，日常診療上参考となるよう，平易かつ迅速に提供．

血圧
Journal of Blood Pressure

- 月刊誌（毎月1日発行）
- A4判／100ページ程度
- 定価（本体2,000円+税）
- 年間購読料：24,000円+税（年12回）

◆分子生物学的・遺伝子学的な研究から疫学やEBM・ガイドラインまで，脳卒中学を幅広くカバーし，日常診療の発展に必要な最新情報を提供．

MOLECULAR CEREBROVASCULAR MEDICINE
分子脳血管病

- 年2回（1,7月各1日発行）
- A4判／120ページ程度
- 定価（本体2,100円+税）
- 年間購読料：4,200円+税（年2回）

◆睡眠医学を医療全般に反映することをめざす専門誌．最新知見を幅広く網羅し，臨床に役立つ情報を提供．

ねむりとマネージメント
Sleep and Management

- 年2回（3,9月各25日発行）
- A4判／50ページ程度
- 定価（本体2,000円+税）
- 年間購読料：4,000円+税（年2回）

◆血栓を主として扱う専門誌．凝固線溶系のメカニズムから病態解明，治療に至る知見など，血栓止血領域の情報をわかりやすく提供．

Thrombosis Medicine

- 季刊誌（3,6,9,12月各1日発行）
- A4判／100ページ程度
- 定価（本体2,300円+税）
- 年間購読料：9,200円+税（年4回）

◆ディベートを主軸に，糖尿病治療に携わる先生方の，日々進歩する糖尿病の実践的な治療戦略を模索するための一助となることをめざす．

Diabetes Strategy
Journal of Diabetes Strategy

- 季刊誌（2,5,8,11月各10日発行）
- A4判／50ページ程度
- 定価（本体1,800円+税）
- 年間購読料：7,200円+税（年4回）

弊社の出版物の情報はホームページでご覧いただけます．
また，バックナンバーのご注文やご意見・ご要望なども受け付けております．
http://www.sentan.com

株式会社　先端医学社
〒103-0007 東京都中央区日本橋浜町2-17-8 浜町平和ビル
TEL 03-3667-5656（代）/FAX 03-3667-5657
http://www.sentan.com

精神科領域の用語解説

DREADD-CNO system

慶應義塾大学医学部
精神神経科学教室

阿部欣史 (ABE Yoshifumi)
田中謙二 (TANAKA Kenji)

はじめに

　DREADD-CNO system は薬で選択的に神経活動を操作する技術である．光で選択的に神経活動を操作する技術である光遺伝学（optogenetics）としばしば対比される技術で，化学遺伝学（chemicogenetics），もしくは薬理遺伝学（pharmacogenetics）とよばれる．遺伝子導入を要求する技術であることから，実験動物に限った技術であることに注意されたい．そういった意味では臨床精神科領域の用語ではなく，基礎精神科領域の用語である．DREADD-CNO system は2つの分子を用いる．一つは DREADD（Designer Receptors Exclusively Activated by Designer Drugs）であり，もう一つは CNO（Clozapine N-oxide）である．DREADD は受容体で，CNO はそのリガンドである．DREADD-CNO system では，神経細胞に発現させた DREADD が CNO と結合することで神経活動を誘導または抑制させる技術である．

DREADD について

　DREADD はヒト変異型アセチルコリン M3 または M4 受容体である[1]．変異によって本来のリガンドであるアセチルコリンへの反応はなくなり，逆に結合が弱かった CNO との反応性が高められている．DREADD を遺伝子導入によって神経細胞に発現させても，アセチルコリンをはじめとする神経伝達物質が DREADD を活性化させることはない（無視できるくらい弱い）．また CNO は既知の神経伝達物質受容体に反応することがない（無視できるくらい弱い）ので CNO を実験動物に投与しても薬理反応は得られない．M3，M4 は G 蛋白質共役受容体であり，それぞれ Gq，Gi と共役している．Gq は細胞内 Ca イオンを増加させたり PKC を活性化させたりする G 蛋白質であるため，M3 が活性化すれば細胞は興奮する．Gi は細胞内 cAMP 量を低下させる G 蛋白質であるため，M4 が活性化すれば細胞は抑制される．ヒト M3 の変異

を hM3Dq，ヒト M4 の変異を hM4Di とよぶ．CNO は血液脳関門を通過するため，使用しやすいこともこのシステムの普及に役立っている．

DREADD-CNO system の長所と短所

　DREADD は神経活動操作技術として優れている光遺伝学と対比されることが多い（**図1**）．光遺伝学は神経細胞に光感受性分子（オプシンとよぶ．オプシンの一つにチャネルロドプシンやアーチロドプシンなどがある）を発現させ，光を神経細胞に照射することで神経活動を操作する．これに対し薬理遺伝学は神経細胞に DREADD を発現させ，CNO 投与によって神経活動を操作する．どちらの技術も遺伝子導入の技術によってオプシンもしくは DREADD を発現させる必要がある．この際に，細胞種特異的なプロモーターを用いることによって，これらの分子を研究者の目的とする細胞種だけに発現させることがこの技術の旨味，優れた点になる．これら分子を介した細胞活動操作を光で行うか，薬で行うかの違いがある．光遺伝学は光照射を必要とするため光ファイバーの挿入による侵襲性と，光から発生する熱の影響が懸念されている．これに対し薬理遺伝学は光ファイバーを挿入する必要がなく，CNO を腹腔内投与などによって全身投与することで DREADD の働きを制御するため，光遺伝学よりも侵襲性が低いと言える．薬理遺伝学の欠点としては，セカンドメッセンジャーである cAMP や Ca^{2+} を介した反応であるため，神経活動の誘導または抑制が起こるまでに時間を要する．つまり反応開始時間をミリ秒単位で制御することは不可能である．さらに神経活動操作の終了がいつになるのかわからないのも欠点である．一方で，数時間にわたる神経活動操作には薬理遺伝学のほうが優れていると言えよう．

DREADD-CNO system を用いた研究例

　DREADD の発現を遺伝子改変技術である Tet システ

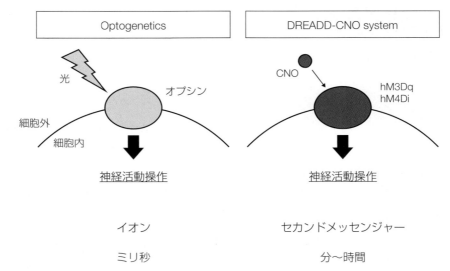

図 1. DREADD-CNO system と光遺伝学の比較
光遺伝学（optogenetics）は光によりオプシンを活性化させ，イオンの移動により神経活動を操作する．この反応は早く，ミリ秒単位で起こる．これに対してDREADD-CNO system は CNO により DREADD（hM3Dq, hM4Di）を活性化させ，セカンドメッセンジャーの反応を介して神経活動を操作する．この反応は遅く，分から時間単位で起こる．

ムや Cre システムと組み合わせることで，任意の細胞種に DREADD を発現させた遺伝子改変マウスを作製可能である．またウイルスベクターと遺伝子改変マウスの組み合わせによる DREADD 遺伝子の細胞種特異的な導入も可能である[2]．光遺伝学の得意とする神経回路研究に DREADD-CNO system が応用可能なことはもちろんであるが[3]，DREADD-CNO system の特徴である侵襲性の低さを最大限に生かした fMRI，PET を用いた計測技術との相性も良い．

おわりに

DREADD-CNO system と光遺伝学はともに遺伝子導入を必要とする．遺伝子導入というハードルを乗り越えられれば，DREADD-CNO system は臨床応用が期待できる可能性がある．なぜなら光遺伝学で求められるファイバーの刺入・留置の必要性がないからである．ヒトへの応用が光遺伝学よりも近いように思えるが，現時点では実験動物を用いた基礎精神科学の技術として認識しておくのが良いだろう．

文　献

1) Roth BL：DREADDs for Neuroscientists. *Neuron* **89**：683-694, 2016
2) Urban DJ, Roth BL：DREADDs (designer receptors exclusively activated by designer drugs)：chemogenetic tools with therapeutic utility. *Annu Rev Pharmacol Toxicol* **55**：399-417, 2015
3) Smith KS, Bucci DJ, Luikart BW *et al*：DREADDS：Use and application in behavioral neuroscience. *Behav Neurosci* **130**：137-155, 2016

精神科領域の用語解説

超音波発声
Ultrasonic vocalizations

麻布大学獣医学部
伴侶動物学研究室
野元謙作 (Nomoto Kensaku)
菊水健史 (Kikusui Takefumi)

はじめに

超音波発声（ultrasonic vocalizations：USV）はヒトの可聴域（20 Hz～20 kHz）を超える周波数帯での発声を指す．超音波はコウモリ，イルカ，クジラの反響定位に使われているほか，マウス，ラット，コウモリなど多くの動物において，情動に伴う発声として個体間のコミュニケーションに使われている．本稿では，代表的な実験動物であるマウスとラットについて，超音波発声の生物学的機能とともに，情動の表出としての超音波発声が精神科領域の研究にどのように使われているかを概説する．

成体マウスの超音波発声

1950 年代から続く動物行動学研究により，成体マウスが特定の社会的状況で 30～100 kHz の超音波発声をすることがわかっている．一番よく研究されてきたのは，交尾状況におけるオスマウスの超音波発声である[1]．メスマウスやその尿を嗅いだとき，オスがメスにマウントするときに，オスマウスは超音波を発する．メスマウスはオスマウスの超音波発声を好み，接近行動が増えることから，オスとメスの遭遇を増やし，交尾が起こりやすくすることが考えられている．さらに，オスマウスの超音波発声がメスマウスの視床下部キスペプチンニューロン（生殖腺刺激ホルモン分泌を促進する神経ペプチド）を賦活化し，生殖機能を促進していることも最近わかっている[2]．

2005 年にはオスマウスの超音波発声がいくつかの音節を組み合わせた構造をもっており，その構造には個体差があることが報告され，ヒトの言語発達モデルになるのではないかと注目を集めた．しかし，マウスの歌構造は生得的であり，ヒトや鳴禽類にみられるような学習の影響が少ないことから，現在ではヒトの言語発達モデルとしての妥当性は低いと考えられている[3]．

メスマウスの超音波発声については，オスマウスほど研究が進んでいないが，最近，交尾中にメスマウスからも超音波を発するという報告[4]や母マウスの超音波発声が父マウスの父性行動発現を促すという報告があり[5]，今後の研究が待たれる．

仔マウスの超音波発声

仔マウスは生後 3～10 日に超音波を発する．発声率のピークは系統によってばらつきがあり，生後 3～7 日である．随意的な発声ではなく，寒冷刺激や不快刺激に対する腹部圧迫反応など生理的応答の副産物であると考えられている．仔が自分で動けるようになり，体温調節できるようになってくると，超音波を発しなくなる[6]．母マウスや同腹仔から隔離されたときに発する isolation call がよく研究されてきた．前述の通り，仔マウスの超音波発声は随意的ではないが，それを聞いた母マウスは仔マウスに接近し，巣戻し行動をおこない，結果的に仔マウスの生存率が上昇することから，進化的に適応的な行動であると考えられる．母マウスの聴覚野ニューロンによる仔マウスの超音波発声の検出・弁別は，処女マウスにくらべて，より優れていることがわかっている[7]．そのメカニズムとしてオキシトシンによる聴覚野の興奮性/抑制性応答バランスが示唆されている．

ラットの超音波発声

マウスと同様に，ラットも仔の時期と成体の時期に超音波発声していることが知られている[8]．性成熟前の時期に示す「遊び行動」のときや，よく慣れた実験者にハンドリングされているときに，ラットは 50 kHz の超音波を発することがわかっている．この帯域の音声は快情動を反映していると考えられている．一方，電撃を受けたり，不快を感じたりしているときには 22 kHz の超音波を発する．このように，ラットは情動の内容によって，違う帯域の超音波発声を示すので，それを手がかりに他

個体の情動を推定し，適応的な行動を取ることができる．たとえば，ラットは狭い場所に閉じ込められた仲間を解放する「助け行動」を示すが，助けるかどうか決めるためには閉じ込められた個体が不快に伴う超音波を発することが重要であることが示唆されている．

行動テスト

このように超音波発声は動物の情動をよく反映しているので，情動を評価する行動テストバッテリーの一つとして使われている[9]．情動，意欲の変化を伴うと考えられる精神疾患モデル動物の表現型解析ではルーチンの行動テストになってきている．社会的接触テスト，母マウスからの隔離，フットショックの超音波発声の頻度，持続時間，パターンなどが主な解析対象となる．超音波発声は遺伝子改変動物の表現型解析に使われるだけではなく，薬剤が情動に与える影響のテストにも使われる．たとえば，フットショックで不快情動に伴う超音波を発することから，薬剤の抗不安作用の測定にも利用されている．

また，自分で動くことのできない時期の仔には成体で使える行動テストが適用できないことも多いので，超音波発声テストは有用である．たとえば，Cntnap2，tbx1，NLGN3-4，Shank1-3など多くの自閉症モデルマウスで超音波発声の異常が報告されている[10]．

超音波発声の異常が本当に情動の障害を示しているかどうかは慎重に解釈しなければならない．たとえば，嗅覚系に障害があれば，オスマウスはメスマウスを嗅いでも超音波を発しなくなるが，これが単純に匂いを検出できないからだけなのか，それに加えて情動の異常があるのかどうかは簡単には解釈できない．他の行動テストを実施して，結果の一貫性を検討するなどしなければならない．

おわりに

本稿ではマウスとラットにおける超音波発声について解説した．マウスやラットなどの齧歯類はさまざまな社会的状況で超音波を発する．超音波発声は社会性あるいは情動の指標として，ルーチンの行動テストバッテリーに組み込まれていることが多い．有効な行動テストを組みにくい幼少期の情動の評価には有用なツールであり，発達障害モデル動物の表現型解析には欠かせないものになりつつある．ただし，行動テスト全般に言えることではあるが，一つの行動テストから結論を出すのではなく，他の行動テストと組み合わせて，総合的に結果を解釈する必要がある．

文献

1) Egnor SR, Seagraves KM：The contribution of ultrasonic vocalizations to mouse courtship. *Curr Opin Neurobiol* **38**：1-5, 2016

2) Asaba A, Osakada T, Touhara K *et al*：Male mice ultrasonic vocalizations enhance female sexual approach and hypothalamic kisspeptin neuron activity. *Horm Behav* **94**：53-60, 2017

3) Fischer J, Hammerschmidt K：Ultrasonic vocalizations in mouse models for speech and socio-cognitive disorders：insights into the evolution of vocal communication. *Genes Brain Behavior* **10**：17-27, 2010

4) Neunuebel JP, Taylor AL, Arthur BJ *et al*：Female mice ultrasonically interact with males during courtship displays. *Elife* **4**：752, 2015

5) Liu HX, Lopatina O, Higashida C *et al*：Displays of paternal mouse pup retrieval following communicative interaction with maternal mates. *Nat Commun* **4**：1346, 2013

6) Ehret G：Infant rodent ultrasounds--a gate to the understanding of sound communication. *Behav Genet* **35**：19-29, 2005

7) Elyada YM, Mizrahi A：Becoming a mother-circuit plasticity underlying maternal behavior. *Curr Opin Neurobiol* **35**：49-56, 2015

8) Brudzynski SM：Ethotransmission：communication of emotional states through ultrasonic vocalization in rats. *Curr Opin Neurobiol* **23**：310-317, 2013

9) Ferhat AT, Torquet N, Le Sourd AM *et al*：Recording Mouse Ultrasonic Vocalizations to Evaluate Social Communication. *J Vis Exp* **112**：e53871, 2016

10) Kazdoba TM, Leach PT, Crawley JN：Behavioral phenotypes of genetic mouse models of autism. *Genes Brain Behav* **15**：7-26, 2015

連載●第40回
注目の遺伝子

RTN4R

木村大樹　尾崎紀夫

名古屋大学大学院医学系研究科精神医学分野

■はじめに

統合失調症や自閉スペクトラム症には，遺伝的要因が強く関与することが判明している．近年の目覚ましいゲノム解析技術の進歩により，ゲノムコピー数変異（copy number variation：CNV）や一塩基変異（single nucleotide variation：SNV）が，頻度は稀だが高い疾患寄与率を有する変異（rare variant）として同定されている．これら稀な変異は発症に強い影響を及ぼしうるため，発症に強い影響力をもつ遺伝子変異と患者臨床表現型との関連を評価することで，精神疾患のサブタイプ抽出と分子病態の解明が期待されている[1]．特に，染色体22q11.2欠失は多様な精神疾患の発症にきわめて強い影響力（統合失調症発症のオッズ比が50以上）をもつが[2]，本領域には40以上の遺伝子が含まれており，どの遺伝子がいかなる影響を及ぼして，精神疾患の発症に至るのかは判明していない[3]．

本稿にて紹介するreticulon 4 receptor（RTN4R）が注目される理由としては，①22q11.2領域内に存在する，②RTN4RはNogo受容体をコードし，ミエリンに存在するリガンドの影響を受けて神経細胞の軸索伸張に影響を及ぼし，神経細胞スパインの形態に影響を与えて学習と記憶の強化に関与する[4]，③近年，死後脳研究や，脳画像研究などから，ミエリンを含むグリア機能障害が精神疾患病態と関与することが示唆されている，ことなどがあげられる．本稿では，RTN4Rの働きと精神疾患との関連を述べた後に，われわれが行った研究を紹介し，最後にRTN4Rに基づいた精神疾患研究の今後の方向性を述べる．

■RTN4Rの分子機能と，精神疾患との関連

RTN4RがコードするNogo受容体は，細胞内ドメインをもたないGPIアンカー型蛋白質であり，Nogoに対して高親和結合性を示す．Nogoは，MAGやOMgpとともに中枢神経系に発現する軸索再生を抑制する蛋白質として知られ，ミエリンに発現し，リガンドとしてNogo受容体に作用して，神経細胞の軸索進展を抑制する[5]．Nogo受容体は，LINGO1[6]やp75[7]と受容体複合体を形成し，上述のリガンドの影響を受けることで，細胞内でRho/ROCK経路を介して，軸索や成長円錐の細胞骨格が制御され，成長円錐虚脱や軸索伸張阻害が生じる（図1）．また，このNogo受容体に対する内因性のアンタゴニストとしてLOTUSが同定され，LOTUSによりNogoによる軸索の伸長阻害作用が抑制される[8]．

Nogoなどのミエリン由来の軸索伸展阻害因子は，軸索の余分な芽生えや分枝が生じることを防ぐことにより，適切な神経回路を維持するのに役立っていると想定されており，Nogo受容体は神経回路網の可塑性が一過的に高まる生後の臨海期における神経ネットワーク制御にかかわり[9]，統合失調症や自閉スペクトラム症の病態に関与している可能性が示唆されている．

また，Nogo受容体は海馬におけるシナプス発達との関連が指摘され，脳における記憶と学習に影響を与え

Key Words
・RTN4R　　　　　　・SNV
・22q11.2欠失症候群　・CNV

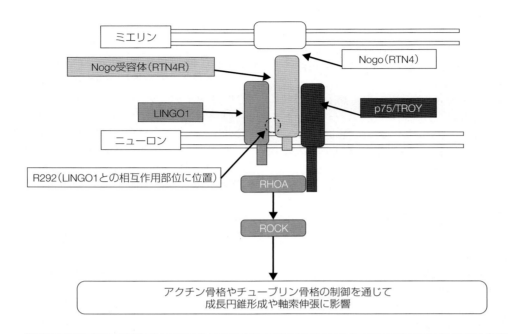

図 1. Nogo 受容体複合体とそのシグナル伝達経路

る[10]．RTN4R の欠損マウスは，統合失調症患者が示すワーキングメモリー障害を呈する[11]．

われわれは，上記の知見に加え，RTN4R が精神疾患の発症に対してきわめて強い影響力を有する 22q11.2 欠失内に存在している神経発達関連遺伝子であることから，統合失調症および自閉スペクトラム症患者のRTN4R 内に存在する稀なゲノム変異の同定を試み，病態との関連を検討することにした[12]．その結果，約2,000名の統合失調症患者を対象に同定したゲノム変異との関連を検討した結果，アミノ酸配列を変化させる RTN4R-R292H が統合失調症と有意な関連を示した．同変異を有する患者に共通の臨床表現型は見出されなかったが，*in silico* による蛋白質立体構造モデルにより，RTN4R-R292 が，LINGO1 との相互作用部位であることが示唆され，このアミノ酸の変異により，RTN4R-LINGO1 の分子間相互作用が変化することが予想された（図1）．さらに実施した *in vitro* 機能解析により，本変異は LINGO1 との結合性の低下を起こすこと，さらに，神経細胞の成長円錐の形成に影響を与えることが実証された．本研究結果により，神経発達に障害を引き起こしうる RTN4R-R292H は，統合失調症発症に強い影響を有する変異であることが示された．

■おわりに

ゲノム解析から得られる強いエビデンスを有する精神疾患関連変異に基づく分子病態レベルでの均一な群を抽出することを通じて，現行の精神疾患診断法からサブタイプを抽出するという戦略が注目されており，将来的には，RTN4R を含む Nogo 機能異常を共通の分子病態とする患者群が抽出される可能性がある．

RTN4R 内の精神疾患関連変異を有するモデル動物の作製を通じて精神疾患に関連する行動評価を行うことや，変異をもつ患者由来の iPS 細胞を樹立して変異による神経系発達への影響を評価することで，Nogo 分子病態の明確化が期待される．さらに，22q11.2 欠失が統合失調症をはじめとする精神疾患発症につながる分子メカニズムにおける RTN4R の役割を検証することも求められる．

文 献

1) Stessman HA, Bernier R, Eichler EE : A genotype-first approach to defining the subtypes of a complex disease. *Cell* **156** : 872-877, 2014

2) Kirov G : CNVs in neuropsychiatric disorders. *Hum Mol Genet* **24** : R45-R49, 2015

3) Karayiorgou M, Simon TJ, Gogos JA : 22q11.2 microdeletions : linking DNA structural variation to brain dysfunction and schizophrenia. *Nat Rev Neurosci* **11** : 402-416, 2010

4) Willi R, Schwab ME : Nogo and Nogo receptor : relevance to schizophrenia? *Neurobiol Dis* **54** : 150-157, 2013

5) Fournier AE, GrandPre T, Strittmatter SM : Identification of a receptor mediating Nogo-66 inhibition of axonal regeneration. *Nature* **409** : 341-346, 2001

6) Mi S, Lee X, Shao Z *et al* : LINGO-1 is a component of the Nogo-66 receptor/p75 signaling complex. *Nat Neurosci* **7** : 221-228, 2004

7) Yamashita T, Tohyama M : The p75 receptor acts as a displacement factor that releases Rho from Rho-GDI. *Nat Neurosci* **6** : 461-467, 2003

8) Sato Y, Iketani M, Kurihara Y *et al* : Cartilage acidic protein-1B (LOTUS), an endogenous Nogo receptor antagonist for axon tract formation. *Science* **333** : 769-773, 2011

9) Schwab ME : Functions of Nogo proteins and their receptors in the nervous system. *Nat Rev Neurosci* **11** : 799-811, 2010

10) Wills ZP, Mandel-Brehm C, Mardinly AR *et al* : The nogo receptor family restricts synapse number in the developing hippocampus. *Neuron* **73** : 466-481, 2012

11) Budel S, Padukkavidana T, Liu BP *et al* : Genetic variants of Nogo-66 receptor with possible association to schizophrenia block myelin inhibition of axon growth. *J Neurosci* **28** : 13161-13172, 2008

12) Kimura H, Fujita Y, Kawabata T *et al* : A novel rare variant R292H in RTN4R affects growth cone formation and possibly contributes to schizophrenia susceptibility. *Transl Psychiatry* **7** : e1214, 2017

チーム エンド・オブ・ライフケア 実践テキスト

A practical textbook : Team approach to End-of-Life Care

緩和ケアにかかわる すべてのスタッフのための教科書

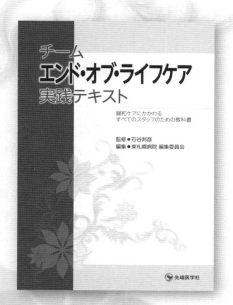

「死」について多様な価値観が錯綜する昨今，がん専門病院である東札幌病院が，長年チームで取り組んできた「看取り」，「エンド・オブ・ライフ（E-O-L）」ケアの実際を臨床に即したテキスト形式にまとめた．

各項目は，長年，E-O-L や緩和ケアの現場に携わってきた同病院の医師・看護師が執筆を担当．コラムや実際の事例もまじえながら，患者ケアはもちろん，E-O-L の概念と定義から，遺族ケア，在宅での看取りなども網羅した実践書となっている．真の E-O-L ケアをめざすすべての医療スタッフに贈る一冊．

定価（本体3,800円+税）
A4判/並製本/102頁
発行：2014年4月
ISBN：978-4-88407-977-2

監修●石谷 邦彦（Kunihiko Ishitani）
編集●東札幌病院 編集委員会

●主要目次

Part 1：エンド・オブ・ライフケアの歴史と概念

1. エンド・オブ・ライフケアのサイエンスとアート
2. エンド・オブ・ライフケアの定義
3. 緩和ケアの歴史とエンド・オブ・ライフケア
4. エンド・オブ・ライフケアの意思決定のプロセス

Part 2：チームでおこなうエンド・オブ・ライフケアの実践

1. エンド・オブ・ライフケアの臨床
   A. 特徴的な症状とその対処
   B. 倫理的問題
   C. 最後の時のケア
2. 悲嘆のケア
3. 在宅でのエンド・オブ・ライフケア

株式会社 先端医学社

〒103-0007 東京都中央区日本橋浜町2-17-8 浜町平和ビル
TEL 03-3667-5656（代）/FAX 03-3667-5657
http://www.sentan.com

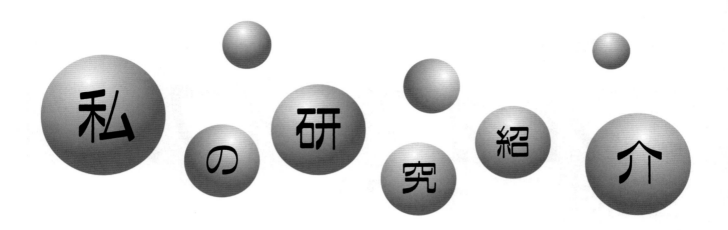

細胞から患者まで
―一つのグリア細胞からうつ病の治療薬を見つける―

竹林　実

国立病院機構呉医療センター・中国がんセンター　精神科・臨床研究部

　まず私の研究のバックグラウンドから紹介いたします．医学部の学生時代に山脇成人先生（前広島大学精神科教授）に出会い，精神疾患を生物学的に解明したいと強く思うようになり，研究のできる精神科医を目指し，精神科に入局しました．その当時，うつ病のカルシウムなどの細胞内情報伝達系の異常仮説が提唱され，抗うつ薬の精神薬理学研究も盛んでした．大学院時代は，今思うと大それた話ですが，それらの仮説を超えたいと思いGABAや神経ステロイドの基礎研究にのめりこみました．臨床に戻ってからは，電気けいれん療法（electroconvulsive therapy：ECT）の強力な抗うつ作用を目の当たりにして，研究をしながら患者を治したいという気持ちが強くなりました．2000年に米国NIHに留学する機会に恵まれ，抗うつ薬とシグマ受容体に関する基礎研究に没頭し，今後どうしようかと考えていたときに，山脇先生が在籍されていた経緯もあり現在の職場をすすめられました．呉医療センターは700床の急性期総合病院であり，50床の精神科病床を有し，重症のうつ病患者が次々と運び込まれてきます．一方で，臨床研究部に精神科の研究室が小さいながらもあり，広島大学薬学部と長年協力関係にあり，精神薬理学の研究の素地があります．その臨床と研究の両者の責任者として勤めることとなりました．

　そこで取り組んだのは，多くの目の前の患者をきちんと治しながら，基礎研究と患者研究をつなげることでした．今思うと欲張りな考えでしたが，部下や上司に恵まれ，ECT，磁気刺激療法（transcranial magnetic stimulation：TMS），クロザピン投与，ケタミン治験，オリジナルな集団認知行動療法プログラム，光トポグラフィー検査など患者の治療環境としては最高のものができあがりました．そういった治療関係のうえで患者の協力を得て，血液や髄液のサンプルを提供していただけるようになりました．

　米国から帰国して最初に取り組んだ研究は，グリアとうつ病についてでした．ちょうど米国留学中に学会でDrevetsらのうつ病患者死後脳におけるグリアの減少に関する発表からヒントを得ました．基礎研究からグリア細胞株由来神経栄養因子（GDNF）が抗うつ薬でグリア細胞において誘導される知見を得ていたので，うつ病患者血液でGDNFを測定したところ，見事に低下していました．そこで，患者の治療に役立つ基礎研究は，抗うつ薬の新しい薬理作用を見出すことであると考えて，グリア細胞における抗うつ薬の新しい作用点を見つけることに没頭しました．その結果，GDNFから遡ってCREB-ERK-FGF受容体-MMPなどの多段階の上流のカスケードを経ることを見出し，抗うつ薬は結局のところ，リゾフォスファチジン酸受容体1（LPA1）に作用することで，カスケードを駆動しGDNFを産生することを突き止めました．気がつけば，10年以上の歳月を費やしていました．現在は，LPA1リガンドが抗うつ薬になるのでは

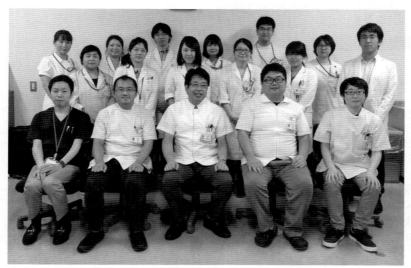

写真．精神科および臨床研究部のスタッフ集合写真
前列中央が筆者

竹林　実（たけばやし　みのる）
国立病院機構呉医療センター・中国がんセンター　精神科科長・副臨床研究部長
広島大学大学院　臨床教授・客員教授
1992年　　　　　広島大学医学部卒業，広島大学医学部附属病院　精神神経科研修医
1996年　　　　　学位取得（広島大学　医学博士　早期修了）
1996～1998年　医療法人　瀬野川病院　精神科医師
1998～2000年　広島大学医学部附属病院精神神経科助手
2000～2003年　米国国立衛生研究所・薬物依存研究部門（NIH/NIDA）　客員研究員
2003～2014年　国立病院機構呉医療センター・中国がんセンター　精神科科長・臨床
　　　　　　　　研究部室長（精神神経科学研究室）
2014年～現在　現職

ないかと考え，また，LPA1関連分子がうつ病のバイオマーカーになるのではないかとも考えて，基礎研究と臨床研究を同時にすすめている最中です．

［次号4月号予告］ ［(Vol. 18　No. 2) 2018年4月10日発行］

特集 ◆ 記憶エングラムの神経回路と精神疾患	
総説	井ノ口　馨
行動タグと精神疾患	野本　真順
記憶の高次連合と精神疾患	横瀬　淳
海馬の記憶回路と精神疾患	北村　貴司
恐怖記憶の再固定化と消去学習	喜田　聡
不安の神経回路	野村　洋
連載 ◆ 注目の研究者	
Andrea Federspiel	中瀧　理仁
連載 ◆ 精神科領域の用語解説	
眼窩前頭皮質 Orbitofrontal cortex	
	一坂　吏志
R-ketamine	橋本　謙二
連載 ◆ 注目の遺伝子	
オキシトシン受容体遺伝子多型	山末　英典
● 私の研究紹介	
新潟大学医歯学総合病院	
魚沼地域医療教育センター精神科	渡部雄一郎
● 研究会 Reports	
第19回「感情・行動・認知（ABC）研究会」	

❖ 今後の特集予定 ❖
7月号（Vol. 18　No. 3　2018）
ビッグデータ時代の精神医学

JAPANESE JOURNAL OF MOLECULAR PSYCHIATRY

分子精神医学 1

Vol. 18　No. 1　2018

定価（本体2,300円＋税）
年間購読9,200円＋税（送料弊社負担）
※初年度のみ年5回

・本誌に掲載する著作物の複製権・翻訳権・上映権・譲渡権・公衆送信権
　（送信可能化権を含む）は株式会社先端医学社が保有します.
・JCOPY ＜（社）出版者著作権管理機構委託出版物＞
　本誌の無断複写は著作権法上での例外を除き禁じられています. 複写される
　場合は, そのつど事前に,（社）出版者著作権管理機構（電話03-3513-6969,
　FAX03-3513-6979, e-mail : info@jcopy.or.jp）の許諾を得てください.

■ 編集顧問
樋口　輝彦　国立精神・神経医療研究センター名誉理事長/
　　　　　　一般社団法人 日本うつ病センター（JDC）理事長

■ 編集幹事
岩田　仲生　藤田保健衛生大学医学部精神神経科学講座教授
加藤　忠史　理化学研究所・脳科学総合研究センター
　　　　　　精神疾患動態研究チーム チームリーダー
神庭　重信　九州大学大学院医学研究院精神病態医学分野教授
染矢　俊幸　新潟大学大学院医歯学総合研究科精神医学分野教授
山脇　成人　広島大学大学院医歯薬保健学研究科特任教授

■ 編集同人
稲田　俊也　名古屋大学大学院医学系研究科精神生物学分野
　　　　　　准教授
海老澤　尚　和楽会 横浜クリニック院長
大谷　浩一　山形大学医学部精神医学講座教授
尾崎　紀夫　名古屋大学大学院医学系研究科精神医学・親と
　　　　　　子どもの心療学分野教授
小澤　寛樹　長崎大学大学院医歯薬学総合研究科医療科学専
　　　　　　攻展開医療科学講座精神神経科学教授
兼子　直　　湊病院北東北てんかんセンター センター長
神谷　篤　　ジョンズ・ホプキンス大学医学部精神医学部門
　　　　　　准教授
木内　祐二　昭和大学薬学部薬学教育推進センターセンター長
木村昌由美　マックス・プランク精神医学研究所研究グループ
　　　　　　リーダー
切刀　浩　　国立精神・神経医療研究センター神経研究所疾病
　　　　　　研究第三部部長
佐野　輝　　鹿児島大学大学院医歯学総合研究科精神機能病
　　　　　　学分野教授
塩入　俊樹　岐阜大学大学院医学系研究科精神病理学分野教授
白川　治　　近畿大学医学部精神神経科学教室教授
曽良　一郎　神戸大学大学院医学研究科精神医学分野教授
武田　雅俊　学校法人藍野学院 藍野大学学長
竹林　実　　独立行政法人国立病院機構呉医療センター・中
　　　　　　国がんセンター精神科科長
那波　宏之　新潟大学脳研究所基礎神経科学部門分子神経生
　　　　　　物学分野教授
三邉　義雄　金沢大学附属病院神経科精神科教授
森信　繁　　吉備国際大学保健医療福祉学部教授
山田　光彦　国立精神・神経医療研究センター精神保健研究所
　　　　　　精神薬理研究部部長
吉川　武男　理化学研究所・脳科学総合研究センター
　　　　　　分子精神科学研究チーム チームリーダー
渡部雄一郎　新潟大学医歯学総合病院魚沼地域医療教育セン
　　　　　　ター精神科・特任教授

2018年1月10日発行

編　集　「分子精神医学」編集委員会

発行者　鯨岡　哲

発行所　株式会社　先端医学社

〒103-0007　東京都中央区日本橋浜町2-17-8
　　　　　　　　　　　　　　　　　浜町平和ビル
電　話　03-3667-5656（代）
ＦＡＸ　03-3667-5657
郵便振替　00190-0-703930
http://www.sentan.com
E-mail : book @ sentan.com
印刷・製本/三報社印刷

ISBN978-4-86550-308-1 C3047 ￥2300E